影像鉴别诊断一目了然系列

CT
鉴别诊断一点通

（第四版）

范国光　主编

化学工业出版社
·北京·

图书在版编目（CIP）数据

CT鉴别诊断一点通 / 范国光主编. -- 4 版.

北京：化学工业出版社，2024. 10. -- （影像鉴别诊断

一目了然系列）. -- ISBN 978-7-122-46254-1

Ⅰ. R814.42

中国国家版本馆CIP数据核字第 20240HD896 号

责任编辑：赵玉欣　王新辉　　　装帧设计：关　飞

责任校对：王　静

出版发行：化学工业出版社

　　　　　（北京市东城区青年湖南街 13 号　邮政编码 100011）

印　　装：中煤（北京）印务有限公司

787mm×1092mm　1/16　印张 13　字数 326 千字

2024 年 9 月北京第 4 版第 1 次印刷

购书咨询：010-64518888　　　　售后服务：010-64518899

网　　址：http://www.cip.com.cn

凡购买本书，如有缺损质量问题，本社销售中心负责调换。

定　　价：68.00 元　　　　　版权所有　违者必究

编写人员名单

主　编　范国光

编　者　（以姓氏汉语拼音为序）

卜书婷　中国医科大学附属第一医院放射科
柴瑞梅　中国医科大学附属第一医院放射科
陈俞好　中国医科大学附属第一医院放射科
丁长伟　中国医科大学附属盛京医院放射科
范国光　中国医科大学附属第一医院放射科
黄丽娜　中国医科大学附属第一医院放射科
黄立新　沈阳市第四人民医院放射科
李　建　中国医科大学附属第一医院放射科
李晓露　中国医科大学附属第一医院放射科
李英美　中国医科大学附属第一医院放射科
李　泽　中国医科大学附属第一医院放射科
林爱军　中国医科大学附属盛京医院放射科
刘慧洋　中国医科大学附属第一医院放射科
牛　昊　沈阳市第四人民医院放射科
牛　芹　中国医科大学附属第一医院放射科
宋丹丹　中国医科大学附属第一医院放射科
王　慈　中国医科大学附属第一医院放射科
王矩洲　中国医科大学附属第一医院放射科
王珊珊　中国医科大学附属第一医院放射科
王　玉　中国医科大学附属盛京医院放射科
赵梦婉　中国医科大学附属第一医院放射科
周　军　沈阳市第四人民医院放射科

前 言 >>>

　　"影像鉴别诊断一目了然系列"（第四版）仍然按照影像学检查方法的不同分为《CT鉴别诊断一点通》及《MRI鉴别诊断一点通》两个分册。

　　本丛书从好发部位入手，以表格的形式将各种需要考虑的常见疾病及部分少见病、罕见病逐条列出，并梳理出诊断和鉴别诊断要点；同时，为了帮助读者更好地理解与掌握鉴别要点，作者结合自身多年的临床工作经验逐一列出了每一种所需鉴别疾病的典型病例图片，使本丛书真正做到简明扼要、重点突出、图文并茂、一目了然等，便于增进疾病典型影像学特征的快速记忆、理解与把握，帮助拓展鉴别诊断思路，短期快速提高影像鉴别诊断水平。

　　第四版在保留第三版图表与图片有机结合特色的基础上，做了如下调整：

　　1. 对部分年代久远、欠清晰的图片进行了替换，补充了大量清晰的典型图片；

　　2. 增补了一些特殊成像序列的图片（如弥散加权成像、肝脏普美显成像等），以便于读者更全面掌握疾病的多模态影像学特征；

　　3. 修正了部分疾病影像学鉴别要点的不当之处。

　　与第三版相比，第四版在图片印刷质量上有了明显的提高，便于读者更好地观察病变的细微影像学特点，进一步增强其实用性。适合初中级影像科医生、影像专业本科生和研究生以及相关临床科室医生参考学习。

范国光

2024 年 2 月

目 录 >>>

第一部分　颅脑　　　　1

一、常见组织的 CT 值范围 ……………………………………………… 1
二、脑肿瘤与肿瘤样病变的鉴别诊断 …………………………………… 1
　　1. 脑梗死、炎症及脑肿瘤的鉴别诊断 ……………………………… 1
　　2. 脑内肿瘤与脑外肿瘤的鉴别诊断 ………………………………… 3
　　3. 各型脑水肿的鉴别诊断 …………………………………………… 5
　　4. 脑积水与脑萎缩的鉴别诊断 ……………………………………… 6
　　5. 各级星形细胞瘤的鉴别诊断 ……………………………………… 7
　　6. 脑实质常见肿瘤及肿瘤样病变的鉴别诊断 ……………………… 8
　　7. 鞍区常见囊性病变的鉴别诊断 …………………………………… 11
　　8. 鞍区常见实性病变的鉴别诊断 …………………………………… 14
　　9. 桥小脑角区肿瘤的鉴别诊断 ……………………………………… 16
　　10. 颅后窝常见囊性病变的鉴别诊断 ………………………………… 18
　　11. 松果体区疾病的鉴别诊断 ………………………………………… 21
　　12. 脑干疾病的鉴别诊断 ……………………………………………… 23
三、脑血管疾病及感染性疾病的鉴别诊断 ……………………………… 25
　　1. 脑脓肿分期的鉴别诊断 …………………………………………… 25
　　2. 血管性脑白质病变与多发性硬化的鉴别诊断 …………………… 26
　　3. 脑感染性疾病的鉴别诊断 ………………………………………… 27
四、脑室与脑池疾病鉴别诊断 …………………………………………… 30
　　1. 第四脑室常见肿瘤的鉴别诊断 …………………………………… 30
　　2. 侧脑室常见肿瘤的鉴别诊断 ……………………………………… 32
　　3. 第三脑室肿瘤的鉴别诊断 ………………………………………… 34
五、脑膜及颅骨疾病的鉴别诊断 ………………………………………… 35
　　1. 脑膜疾病的鉴别诊断 ……………………………………………… 35
　　2. 颅骨常见疾病的鉴别诊断 ………………………………………… 37

第二部分 头与颈   40

一、颅底疾病鉴别诊断 ……………………………………………………………… 40
    1. 颅前窝疾病的鉴别诊断 ……………………………………………………… 40
    2. 累及颅前窝疾病的鉴别诊断 ………………………………………………… 41
    3. 斜坡区肿瘤的鉴别诊断 ……………………………………………………… 42
    4. 颈静脉孔区疾病的鉴别诊断 ………………………………………………… 44

二、眼眶和眼疾病鉴别诊断 ……………………………………………………… 46
    1. 眶隔前疾病的鉴别诊断 ……………………………………………………… 46
    2. 幼儿眼球常见疾病的鉴别诊断 ……………………………………………… 47
    3. 成人眼球常见疾病的鉴别诊断 ……………………………………………… 49
    4. 眼外肌增粗疾病的鉴别诊断 ………………………………………………… 51
    5. 眶内肿瘤的鉴别诊断 ………………………………………………………… 52
    6. 视神经与视神经鞘病变的鉴别诊断 ………………………………………… 54
    7. 泪腺区肿瘤的鉴别诊断 ……………………………………………………… 55

三、耳部疾病鉴别诊断 …………………………………………………………… 57
    1. 外耳道耵聍栓塞与胆脂瘤的鉴别诊断 ……………………………………… 57
    2. 慢性中耳乳突炎的鉴别诊断 ………………………………………………… 58
    3. 鼓室内软组织肿块的鉴别诊断 ……………………………………………… 59
    4. 岩尖囊性病变的鉴别诊断 …………………………………………………… 60
    5. 岩尖实性病变的鉴别诊断 …………………………………………………… 61

四、鼻旁窦和鼻腔疾病鉴别诊断 ………………………………………………… 62
    1. 鼻腔常见疾病的鉴别诊断 …………………………………………………… 62
    2. 鼻旁窦常见疾病的鉴别诊断 ………………………………………………… 65
    3. 鼻旁窦囊肿的鉴别诊断 ……………………………………………………… 66
    4. 起源于鼻旁窦骨质疾病的鉴别诊断 ………………………………………… 67

五、咽喉部疾病鉴别诊断 ………………………………………………………… 69
    1. 颈部常见疾病的鉴别诊断 …………………………………………………… 69
    2. 颈部囊性病变的鉴别诊断 …………………………………………………… 72
    3. 鼻咽部疾病的鉴别诊断 ……………………………………………………… 74
    4. 喉部结节状病灶的鉴别诊断 ………………………………………………… 77
    5. 腮腺良恶性肿瘤的鉴别诊断 ………………………………………………… 78
    6. 唾液腺常见肿瘤的鉴别诊断 ………………………………………………… 80
    7. 甲状腺常见疾病的鉴别诊断 ………………………………………………… 82
    8. 甲状腺弥漫性疾病的鉴别诊断 ……………………………………………… 84
    9. 甲状旁腺常见疾病的鉴别诊断 ……………………………………………… 85

第三部分 脊柱   86

一、腰椎间盘突出症鉴别诊断 …………………………………………………… 86

二、脊柱常见局限性疾病鉴别诊断 ……………………… 87

三、脊柱常见弥漫性疾病鉴别诊断 ……………………… 90

四、骶尾部常见疾病鉴别诊断 …………………………… 92

五、椎体附件常见疾病鉴别诊断 ………………………… 93

第四部分　肌肉骨骼系统　95

一、骨与骨髓疾病鉴别诊断 ……………………………… 95

　　1. 良恶性骨肿瘤的鉴别诊断 ………………………… 95

　　2. 手足骨常见疾病的鉴别诊断 ……………………… 95

　　3. 长管状骨干骺端常见良性肿瘤的鉴别诊断 ……… 97

　　4. 长管状骨骨干常见良性肿瘤的鉴别诊断 ……… 100

　　5. 长管状骨骨干常见感染性疾病的鉴别诊断 …… 103

　　6. 长管状骨常见恶性肿瘤的鉴别诊断 …………… 105

　　7. 骨盆常见疾病的鉴别诊断 ……………………… 107

二、关节及软组织疾病鉴别诊断 ……………………… 109

　　1. 手足小关节疾病的鉴别诊断 …………………… 109

　　2. 膝关节疾病的鉴别诊断 ………………………… 110

　　3. 髋关节疾病的鉴别诊断 ………………………… 111

　　4. 骶髂关节疾病的鉴别诊断 ……………………… 113

　　5. 软组织常见肿瘤的鉴别诊断 …………………… 114

第五部分　胸部　116

一、呼吸系统疾病鉴别诊断 …………………………… 116

　　1. 肺基本征象的鉴别诊断 ………………………… 116

　　2. 良恶性肺结节的鉴别诊断 ……………………… 117

　　3. 肺内粟粒状小结节的鉴别诊断 ………………… 118

　　4. 肺内孤立性结节的鉴别诊断 …………………… 119

　　5. 肺内多发结节的鉴别诊断 ……………………… 122

　　6. 肺内片状阴影的鉴别诊断 ……………………… 123

　　7. 肺空洞性病变的鉴别诊断 ……………………… 124

　　8. 肺囊性病变的鉴别诊断 ………………………… 126

　　9. 胸膜良恶性肿瘤的鉴别诊断 …………………… 128

　　10. 常见纵隔病变的鉴别诊断 …………………… 128

　　11. 纵隔常见实性疾病的鉴别诊断 ……………… 129

　　12. 纵隔常见囊性疾病的鉴别诊断 ……………… 131

　　13. 纵隔淋巴结疾病的鉴别诊断 ………………… 133

二、心脏大血管疾病鉴别诊断 ·································· 134

    1. 心肌及心包常见疾病的鉴别诊断 ···················· 134

    2. 心肌常见肿瘤的鉴别诊断 ·························· 136

    3. 主动脉疾病的鉴别诊断 ···························· 138

第六部分　腹部与盆腔   141

一、消化系统疾病鉴别诊断 ································ 141

    1. 肝脏实性疾病的鉴别诊断（1） ···················· 141

    2. 肝脏实性疾病的鉴别诊断（2） ···················· 144

    3. 肝脏囊性疾病的鉴别诊断 ·························· 146

    4. 肝脏结节样疾病的鉴别诊断 ························ 149

    5. 小儿肝脏肿瘤的鉴别诊断 ·························· 150

    6. 肝弥漫性疾病的鉴别诊断 ·························· 152

    7. 胆囊疾病的鉴别诊断 ······························ 155

    8. 胆管疾病的鉴别诊断 ······························ 157

    9. 脾疾病的鉴别诊断 ································ 158

    10. 胰腺实性疾病的鉴别诊断 ························ 161

    11. 胰腺囊性疾病的鉴别诊断 ························ 162

    12. 胃疾病的鉴别诊断 ······························ 165

    13. 肠道疾病的鉴别诊断 ···························· 167

    14. 腹膜疾病的鉴别诊断 ···························· 170

    15. 腹膜后间隙常见单发肿瘤的鉴别诊断 ·············· 172

    16. 腹膜后间隙常见多发疾病的鉴别诊断 ·············· 175

二、泌尿系统疾病的鉴别诊断 ······························ 177

    1. 肾脏囊性病变的鉴别诊断 ·························· 177

    2. 肾脏感染性疾病的鉴别诊断 ························ 179

    3. 肾脏肿瘤的鉴别诊断 ······························ 182

    4. 肾盂区病变的鉴别诊断 ···························· 185

    5. 肾上腺疾病的鉴别诊断 ···························· 186

    6. 输尿管疾病的鉴别诊断 ···························· 190

    7. 膀胱疾病的鉴别诊断 ······························ 191

三、生殖系统疾病的鉴别诊断 ······························ 193

    1. 前列腺疾病的鉴别诊断 ···························· 193

    2. 子宫常见疾病的鉴别诊断 ·························· 194

    3. 卵巢常见疾病的鉴别诊断 ·························· 196

参考文献   199

第一部分

颅 脑 »»»

一、常见组织的 CT 值范围

	脑白质	脑灰质	肌肉	脂肪	肝	脾	骨皮质	钙化	液体	气体
CT 值/Hu	20~30	30~40	40~60	−100~ −60	60~80	50~60	600~ 1500	200~ 1000	0~30	−1000~ −600

二、脑肿瘤与肿瘤样病变的鉴别诊断

1. 脑梗死、炎症及脑肿瘤的鉴别诊断

	脑梗死 (图 1-2-1、图 1-2-2)	炎症 (图 1-2-3)	脑肿瘤 (图 1-2-4)
发病部位	脑血管分布区	脑实质	颅内任何部位
病灶形态	斑片状、三角形、扇形	片状,边界不清	类圆形、不规则
出血、坏死、囊变	出血性脑梗死、晚期病灶囊变	可有点状、小片状出血	均可见
CT 密度	略低密度或低密度	略低密度	等密度或稍低密度
灶周水肿	无或轻	较明显	有,恶性者多较明显
占位效应	早期可有,轻度	可有,轻度	明显
强化特点	片状或脑回样强化	无或轻度脑回样强化	较明显,多为环形或不规则强化
备注	—	临床有突然高热症状	—

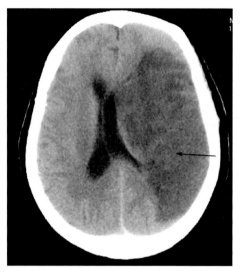

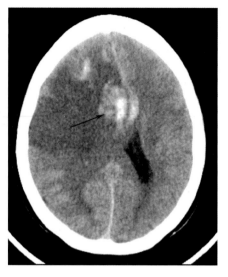

图 1-2-1　左侧大脑半球大面积脑梗死
左侧大脑半球扇形低密度病变（→），
皮质、髓质均受累，沿大脑
中动脉走行分布，左侧脑室受压

图 1-2-2　右侧大脑半球出血性脑梗死
右侧大脑半球可见大片状低密度灶（→），
其内散在斑点状高密度影，
右侧脑室受压闭塞，中线结构左移

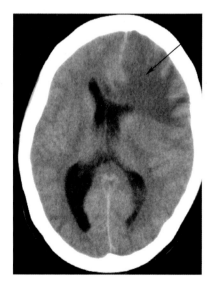

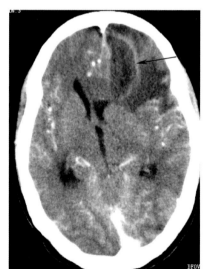

(A) 平扫

(B) 增强

图 1-2-3　左额叶脑脓肿
（A）显示左额叶脑白质内斑片状低密度灶（→），左侧脑室前角受压；
（B）显示其内可见薄壁花环状强化（→）

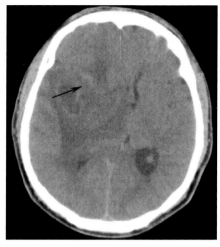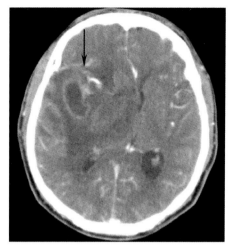

(A) 平扫   (B) 增强

图 1-2-4   右颞叶胶质母细胞瘤

（A）显示右颞叶不规则低密度影（→），边界模糊，周围明显水肿，侧脑室
受压变形，中线结构明显移位；（B）显示增强后病变呈花环状边缘强化（→）

2. 脑内肿瘤与脑外肿瘤的鉴别诊断

	脑内肿瘤 （图 1-2-5）	脑外肿瘤 （图 1-2-6）
位置	深在,主要部分位于脑实质内	表浅,可突入脑内或深入脑沟
与硬膜关系	多无关,少数以窄基底与硬膜相连	以广基底与硬膜相连
边界	边界不清,多无假包膜征	边界清楚光滑,可见假包膜征
占位效应	脑回肿胀,无白质挤压或塌陷征	脑回移位,可见白质挤压或塌陷征
静脉窦闭塞	多无	常有
骨质改变	少见	常有
强化特点	多种多样,无脑膜尾征	多均匀显著强化,可见脑膜尾征

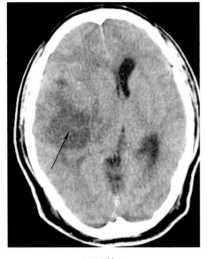 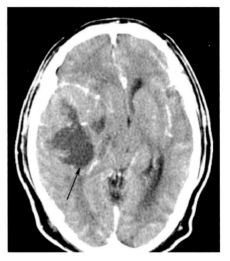

(A) 平扫　　　　　　　　　　　　(B) 增强

图 1-2-5　脑内肿瘤

（A）显示右颞叶不规则低密度影（→），边界模糊，周围明显水肿，
侧脑室受压变形，中线结构明显移位；（B）显示病变呈花环
状边缘强化（→）。病理证实为间变性星形细胞瘤

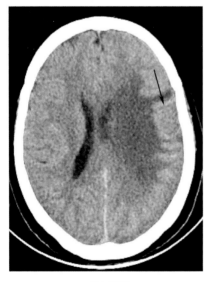 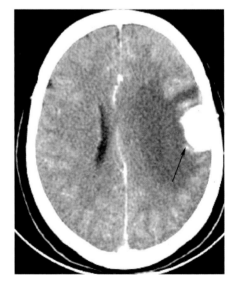

(A) 平扫　　　　　　　　　　　　(B) 增强

图 1-2-6　脑外肿瘤

（A）显示左顶叶等密度结节（→），灶周可见大面积水肿带；（B）显示
明显强化，以广基底与硬膜相连（→）。病理证实为脑膜瘤

3. 各型脑水肿的鉴别诊断

	血管源性脑水肿 （图 1-2-7）	细胞毒性脑水肿 （图 1-2-8）	间质性脑水肿 （图 1-2-9）
疾病	脑肿瘤、出血、创伤、炎症	急性期缺血性脑血管病	脑积水
发病机制	当毛细血管内皮细胞受损，血-脑屏障发生障碍或新生毛细血管未建立血-脑屏障时，血管通透性增加，血液中富含蛋白质的血浆大量渗入细胞外间隙	缺血数分钟后，神经细胞的ATP生成明显减少，细胞膜的ATP依赖性钠-钾泵异常，钠在细胞内潴留，细胞内渗透压升高，细胞外间隙的水分子进入细胞内，从而造成细胞肿胀，细胞外间隙狭窄	脑积水造成脑室内压力升高，形成压力梯度，脑脊液透过室管膜进入脑室周围的白质内
分布	白质常较灰质更明显	累及灰质和白质	侧脑室周围的脑白质，或第三脑室周围
CT密度	脑白质密度减低，常呈"手指状"分布	脑回增宽，脑沟变窄，脑实质密度无明显变化或轻度减低	侧脑室周围边缘光滑的条形低密度影

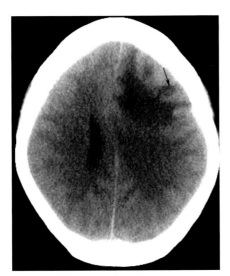

图 1-2-7 血管源性脑水肿
CT 平扫可见左额叶脑白质密度
减低（→），呈"手指状"分布。
病理证实为脑转移瘤

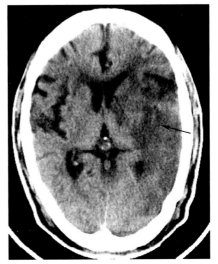

图 1-2-8 细胞毒性脑水肿
CT 平扫可见左大脑半球脑实质
密度减低（→），同时累及灰质和
白质。为左侧大脑半球脑梗死

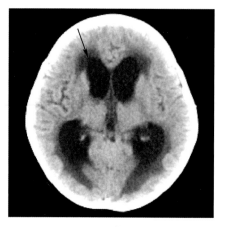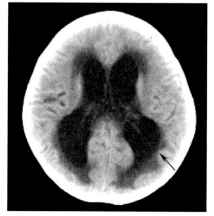

(A) 平扫一   (B) 平扫二

图 1-2-9 　间质性脑水肿

脑室扩大，脑室周围条带状低密度灶围绕 （→）

4. 脑积水与脑萎缩的鉴别诊断

	脑萎缩 （图 1-2-10）	脑积水 （图 1-2-11）
两侧脑室顶之间的夹角	扩大	缩小
侧脑室前后角	扩大，不圆钝	变圆钝
第三脑室	扩大，不呈球形，前后壁无明显膨隆	呈球形，前后壁上抬
视隐窝和漏斗隐窝	较尖锐	变钝、变浅或消失

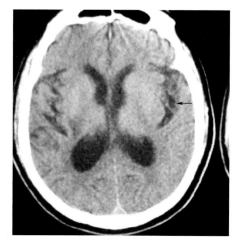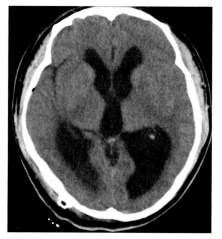

图 1-2-10 　脑萎缩   图 1-2-11 　脑积水

脑沟脑裂增宽，侧脑室前后角   侧脑室前后角圆钝，第三脑室

扩大但不圆钝 （→）   呈球形，前后壁上抬

5. 各级星形细胞瘤的鉴别诊断

	Ⅰ级 (图 1-2-12)	Ⅱ级 (图 1-2-13)	Ⅲ级和Ⅳ级 (图 1-2-14)
病理类型	纤维型及原浆型星形细胞瘤	成纤维型星形细胞瘤	多形性胶质母细胞瘤
良恶性	良性	偏良性	恶性
好发部位	大脑皮质和皮质下脑白质	有时可侵犯大脑深部	易穿越中线到对侧
边界	界限不清	界限不清	界限较清
出血、坏死、囊变	少见	可有小囊变、坏死、出血	可有大片出血、坏死及囊变
CT 密度	边界较清的均匀等密度或略低密度	多数为不均匀低等混合密度,少数为等密度或低密度	低密度或等密度为主的低等混合密度
灶周水肿	大多无	大多无	明显
占位效应	轻度	轻到中度	中到重度
强化特点	大多无强化,少数囊壁轻度强化	环形强化,少数瘤壁结节强化,甚至花环状强化	不规则环形强化或花环状强化
备注	—	—	水肿程度与肿瘤恶性度无关

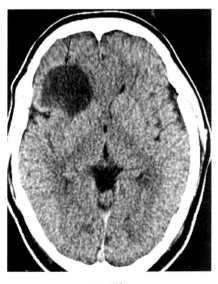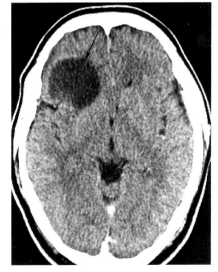

(A) 平扫　　　　　　　　　　　　　(B) 增强

图 1-2-12　Ⅰ级星形细胞瘤

（A）可见右额叶边界较清的均匀低密度灶（→），无灶周水肿；

（B）显示病变未见明显强化（→）

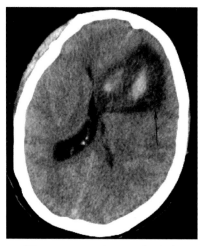 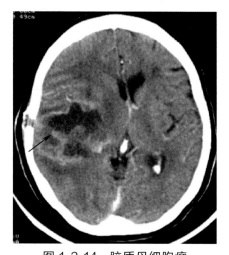

图 1-2-13　Ⅱ级星形细胞瘤

CT 平扫显示左额叶不均匀
混合密度病变（→），
其内可见高密度出血灶，
邻近脑室受压、闭塞

图 1-2-14　胶质母细胞瘤

右颞叶可见不规则低密度影（→），边界模糊，
周围明显水肿，侧脑室受压变形，增强后
病变呈不规则花环状强化，邻近颅板缺
损，为胶质母细胞瘤术后 1 年复发

6. 脑实质常见肿瘤及肿瘤样病变的鉴别诊断

	脑膜瘤 （图 1-2-15）	少突胶质细胞瘤 （图 1-2-16）	室管膜瘤 （图 1-2-17）	淋巴瘤 （图 1-2-18）	脑转移瘤 （图 1-2-19）	脑面血管瘤病 （图 1-2-20）
临床 特点	40～60 岁多见，较大者可出现颅内压增高症状	35～45 岁多见，局灶性癫痫为首发症状	儿童多见，多跨越脑室和脑实质生长	各年龄段均可，免疫缺陷者发病年龄低	中老年人多见，有原发灶，主要症状有头痛、恶心呕吐	常合并颜面部血管瘤、癫痫症状
好发 部位	大脑凸面和矢状窦旁	额叶	颞顶枕交界处	大脑半球深部近中线区	灰白质交界区	顶枕部
囊变、 坏死、 出血	可见囊变、坏死	均少见	多见小囊变	少见	均常见	无
钙化	点状、小片状、弥漫性	弯曲条带状	散在斑点状	少见	罕见	脑回状、弧形
灶周 水肿	不同程度	轻或无	轻到中度	不同程度	明显	无
占位 效应	明显	较轻	明显	较轻	明显	无
CT 表现	球形或分叶状，均匀略高密度或等密度病灶，边界清楚	圆形或卵圆形，边界较清楚，多数呈略低密度，少数呈高密度	分叶状或不规则形，略高密度或等密度病灶，边界清楚	类圆形或分叶状，等密度或略高密度病灶，边界较清或不清	多为圆形或类圆形边界清楚的等密度病灶，少数为低密度或高密度	单侧或双侧大脑表面脑回样钙化，周围脑实质萎缩
强化 特点	均匀或不均匀明显强化，可有脑膜尾征	无强化或轻度强化	轻至中度均匀强化	明显均匀强化或不均匀环形强化	结节状或环形强化，多伴壁结节样强化	脑回样强化

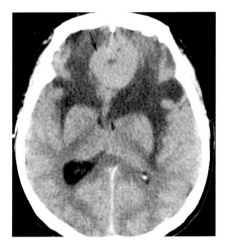

图 1-2-15　脑膜瘤

CT 平扫可见大脑镰前部一边界较
清晰的类圆形肿块（→），呈稍高
密度，其内可见多发小片状低
密度区，病灶周围双侧额叶
可见大片状低密度水肿区，
双侧脑室前角受压变窄

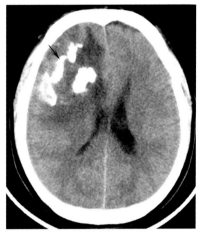

图 1-2-16　少突胶质细胞瘤

CT 平扫可见右额叶不规则
占位性病变（→），其内
多发斑块状钙化，周围
见环形低密度水肿带，
有轻度占位效应

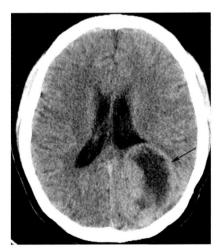

(A) 平扫

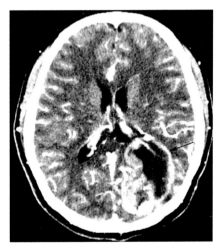

(B) 增强

图 1-2-17　室管膜瘤

（A）显示左侧脑室三角区囊实性病变（→），跨越脑室和脑实质生长；
（B）显示明显花环状强化（→）

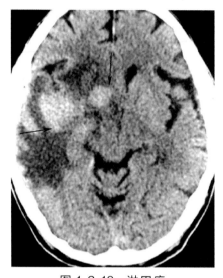

图 1-2-18　淋巴瘤

CT 平扫可见右颞叶及右基底节区结节状高密度灶（→），灶周
可见低密度水肿带围绕，右侧脑室受压，中线结构左移

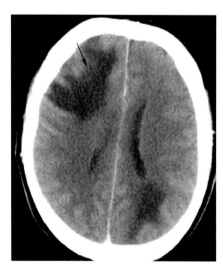

(A) 平扫　　　　　　　　　　　(B) 增强

图 1-2-19　脑转移瘤

（A）可见脑白质内多发指套状水肿带（→）；（B）可见
水肿区肿瘤实质呈环形强化（→）

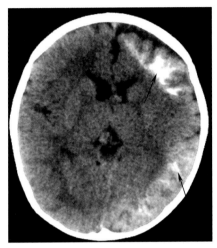

图 1-2-20　脑面血管瘤病（Sturge-Weber 综合征）

CT 平扫可见左大脑半球表面脑回样钙化（→），周围脑实质萎缩

7. 鞍区常见囊性病变的鉴别诊断

	囊性垂体瘤 （图 1-2-21）	空蝶鞍 （图 1-2-22）	垂体脓肿 （图 1-2-23）	Rathke 囊肿 （图 1-2-24）	表皮样囊肿 （图 1-2-25）	颅咽管瘤 （图 1-2-26）
部位	鞍内	鞍内	鞍内及鞍上	鞍内和（或）鞍上	鞍上池	鞍上池
形态	圆形或类圆形	无边界	类圆形	类圆形	多分叶状，有见缝就钻的特点	多分叶状，形态不规则
垂体	囊性	受压变扁	显示不清	受压变扁	显示良好	显示良好
CT密度	低密度	低密度，与脑脊液密度相似	等密度或稍低密度	高密度为主，少数低密度	低密度	高密度多见，也可呈低密度，爆米花样钙化多见
邻近骨质	蝶鞍扩大，鞍底骨质可吸收变薄	蝶鞍不扩大，骨质受压	蝶鞍骨质侵蚀	蝶鞍一般不扩大，鞍底双边或骨质侵蚀	蝶鞍不扩大，鞍区骨质可有缺损	蝶鞍不扩大
强化特点	囊壁强化	无强化	环形强化，周围海绵窦、脑膜、蝶窦及神经均有强化	无强化，如边缘有强化，可能为受压的垂体组织	无强化	多无强化，少数囊壁强化
备注	—	—	临床有发热等症状	—	—	—

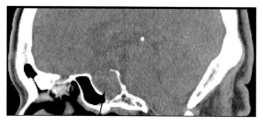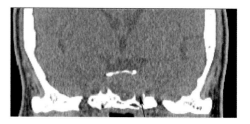

(A) 矢状面 CT 重建   (B) 冠状面 CT 重建

图 1-2-21　囊性垂体瘤

蝶鞍扩大，鞍内囊性低密度灶（→），鞍底骨质吸收变薄

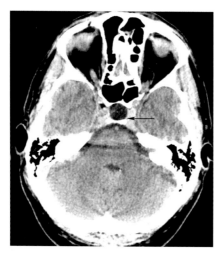

图 1-2-22　空蝶鞍

CT 平扫显示鞍内囊性低密度灶（→），与脑脊液密度相似

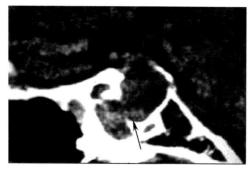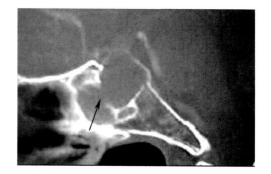

(A) 矢状位重建脑组织窗   (B) 矢状位重建骨窗

图 1-2-23　垂体脓肿

（A）显示蝶鞍扩大，鞍内囊性低密度灶（→），蝶窦积液；

（B）显示蝶鞍骨质侵蚀（→）

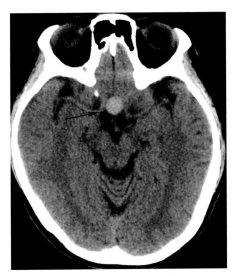

图 1-2-24　Rathke 囊肿

CT 平扫显示蝶鞍内圆形高密度灶（→），病灶边界光滑、清晰

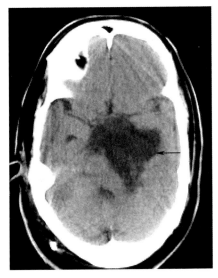

图 1-2-25　表皮样囊肿

CT 平扫显示鞍上池囊性
低密度灶，形态不规则（→）

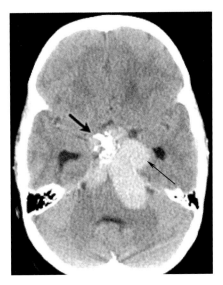

图 1-2-26　颅咽管瘤

CT 平扫显示鞍上高密度灶，形态不规整，
其内有爆米花样钙化（→）

8. 鞍区常见实性病变的鉴别诊断

	垂体腺瘤 （图1-2-27）	颅咽管瘤 （图1-2-28）	生殖细胞瘤 （图1-2-29）	脑膜瘤 （图1-2-30）	胶质瘤 （图1-2-31）	动脉瘤 （图1-2-32）
好发 年龄	25～60岁	儿童、青少年	儿童、青少年	40～60岁	20～40岁	30～40岁
好发 部位	鞍内,可向鞍上生长	多位于鞍上,可向鞍内生长	鞍上池、漏斗部近端	多位于鞍上,亦可累及鞍内	视交叉、垂体柄或第三脑室前部	鞍内或鞍旁
病灶 形态	圆形或类圆形,可见"束腰征"	类圆形或分叶状,多为囊性或囊实性	多圆形、类圆形,较大者可分叶,大者如拳头	多为圆形或类圆形	多为不规则形或球形	圆形,光滑
钙化	少见	多见,壳样或斑点状	钙化少见	多见,沙粒样	少见,大片状	少见,位于边缘
垂体	消失	存在	存在	存在	存在	存在
邻近 骨质	蝶鞍扩大,鞍底骨质吸收或破坏	蝶鞍无扩大,部分出现受压吸收改变	蝶鞍无扩大,骨质多无变化	向鞍内生长时,可引起蝶鞍扩大,邻近骨质增生硬化	蝶鞍无扩大,骨质多无变化	蝶鞍无扩大,骨质多无变化
与鞍 周结 构关 系	常包绕颈内动脉海绵窦段,肿瘤较大时可致第三脑室受压	易致第三脑室受压	可侵犯视交叉、下丘脑出现相应临床症状	可沿脑膜生长,可致第三脑室受压	多沿视路生长,累及视神经或生长至脚间池处	可压迫海绵窦,破裂时引起蛛网膜下腔出血
CT 密度	密度不均	不均匀,多为囊实性	等密度或略高密度	均匀较高或等密度	均匀等密度或略低密度	均匀等密度
强化 特点	明显,实质均匀强化	明显,边缘或实质强化	一般明显均匀强化	明显均匀强化,脑膜尾征	恶性时环形、花环状强化	多明显强化,瘤内有血栓时强化不均匀
备注	—	—	易通过脑脊液种植播散,对放疗极为敏感	—	—	CTA或MRA显示载瘤动脉可确定诊断

注：CTA—CT血管成像；MRA—磁共振血管成像。

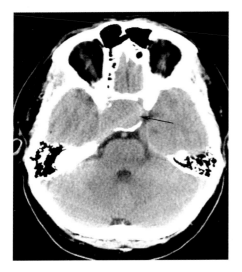

图 1-2-27 垂体腺瘤
CT 平扫显示蝶鞍扩大，鞍内
可见类圆形等密度肿块影（→），
右侧海绵窦包绕

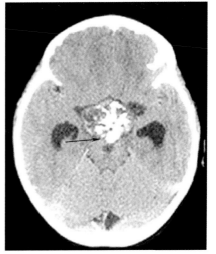

图 1-2-28 颅咽管瘤
CT 平扫显示鞍上椭圆形
囊实性密度肿块影，其内
可见爆米花样钙化（→）

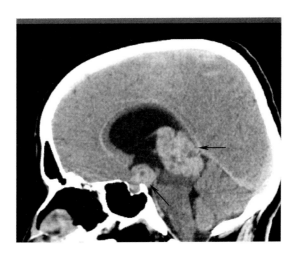

图 1-2-29 生殖细胞瘤
矢状位重建显示鞍上池、松果体区高密度肿块影（→），
其内散在低密度坏死区

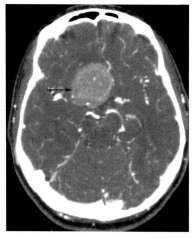

图 1-2-30 脑膜瘤

CT 增强扫描显示鞍上椭圆形稍高密度肿块
影（→），增强扫描均匀强化

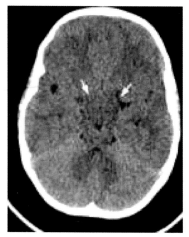

图 1-2-31 胶质瘤

鞍上等密度软组织
肿块影（→），边界不清

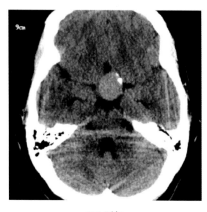

(A) 平扫

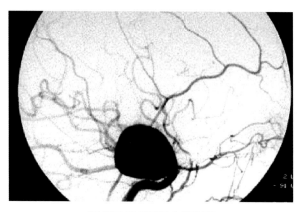

(B) DSA(数字减影血管造影)

图 1-2-32 动脉瘤

（A）显示鞍上圆形等密度肿块影，边缘可见斑点状钙化灶；
（B）显示血管瘤样扩张，证实为动脉瘤

9. 桥小脑角区肿瘤的鉴别诊断

	听神经瘤 （图 1-2-33）	脑膜瘤 （图 1-2-34）	三叉神经瘤 （图 1-2-35）	胆脂瘤 （图 1-2-36）
部位	以内听道为中心	桥小脑角区	桥小脑角前方	桥小脑角区
病灶 形态	分叶状或不规则	圆形或半球形	哑铃状	分叶状或不规则形，有匐行生长的特点
内听道	扩大	一般无扩大	无扩大	无扩大
邻近 骨质	内听道骨质吸收	邻近骨质可增生改变	肿瘤侧颞骨可破坏	多数骨质正常，少数邻近骨质吸收变薄

	听神经瘤 （图 1-2-33）	脑膜瘤 （图 1-2-34）	三叉神经瘤 （图 1-2-35）	胆脂瘤 （图 1-2-36）
钙化	少见	多见，沙粒样	少见	少见，壳状
CT 密度	密度不均匀，出血、囊变、坏死可见	均匀较高或等密度，出血、囊变少见	低等混合密度，多囊变	密度均匀或不均匀，水样或脂肪密度多见
强化 特点	实质部分明显强化，增粗听神经强化	明显均匀强化，有脑膜尾征	实质部分均匀强化	一般无强化
备注	—	强化最明显	—	—

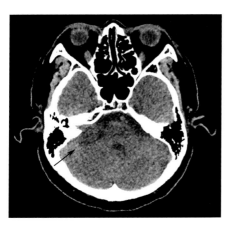
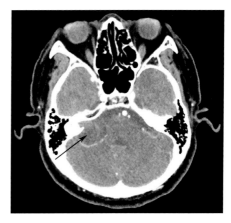

(A) 平扫　　　　　　　　　　　　　　　(B) 增强

图 1-2-33　听神经瘤

（A）示右侧桥小脑角区占位性病变，右侧内听道扩大；（B）示增强扫描不均匀强化

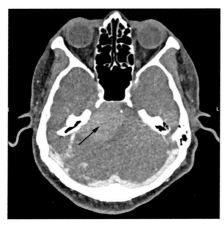
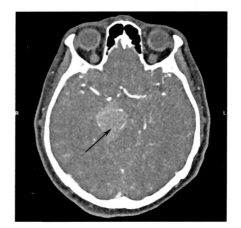

(A) 增强一　　　　　　　　　　　　　　(B) 增强二

图 1-2-34　脑膜瘤

（A）示右侧桥小脑角区占位性病变，通过小脑幕向上生长；（B）可见大脑后动脉包绕

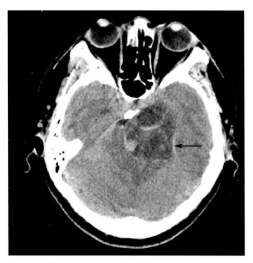

图 1-2-35　三叉神经瘤

CT增强扫描显示左桥小脑角区囊实
性占位（→），以低密度为主，
病变跨脑叶生长，病灶呈花环状强化

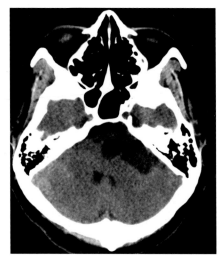

图 1-2-36　胆脂瘤

CT平扫显示左桥小脑角区分
叶状囊性低密度灶（→），
呈水样密度，边界清晰

10. 颅后窝常见囊性病变的鉴别诊断

	血管母细胞瘤 （图 1-2-37）	毛细胞型 星形细胞瘤 （图 1-2-38）	蛛网膜囊肿 （图 1-2-39）	皮样囊肿 （图 1-2-40）	转移瘤 （图 1-2-41）
发病年龄	50～60岁，男性	10～20岁	各年龄段均可	30～40岁多见	中老年人多见
好发部位	小脑多见，脑干	小脑半球或蚓部	枕大池多见	居中线部位，颅后窝、脊柱	小脑半球
病灶形态	类圆形	圆形或椭圆形	囊性	圆形、椭圆形	类圆形
水肿	无	无或轻微	无	无	明显
CT表现	密度均匀，实质性不均匀	密度均匀	密度均匀，与脑脊液密度相同	低密度为主，少数高密度	等或低密度
强化特点	囊内结节明显强化	环形强化	无强化	少数囊壁强化	实性部分明显强化，环形强化

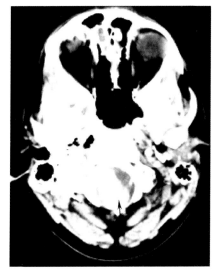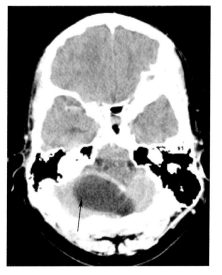

(A) 增强一　　　　　　　　　　　　　　　　　　(B) 增强二

图 1-2-37　血管母细胞瘤

小脑半球囊性低密度灶，增强扫描壁结节明显强化，其上方囊壁亦可见强化（→）

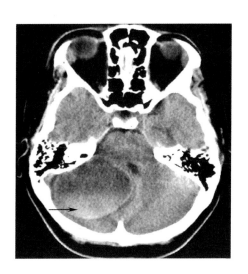

图 1-2-38　毛细胞型星形细胞瘤

CT 平扫显示右小脑半球囊性低密度病变（→），其内可见
液-液平面（合并出血），囊壁呈高密度

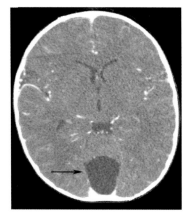 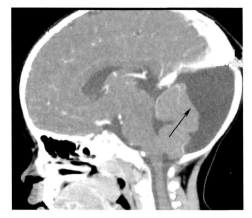

(A) 横断面增强   (B) 矢状面增强

图 1-2-39　蛛网膜囊肿

枕大池囊性扩大，其内均匀低密度改变（→），与脑脊液
密度相近，增强扫描未见强化

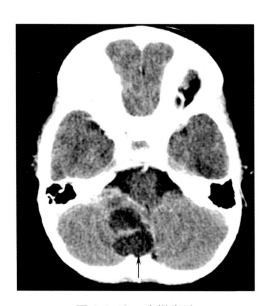

图 1-2-40　皮样囊肿

CT 增强扫描幕下可见囊性低密度灶；呈花环状改变，囊壁轻微强化（→）

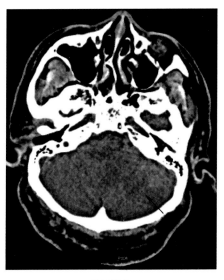 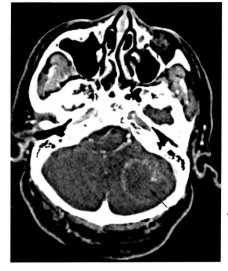

(A) 平扫　　　　　　　　　　　　　　　　(B) 增强

图 1-2-41　小脑转移瘤

（A）示左侧小脑囊状低密度灶；（B）示增强后环状及结节状强化

11. 松果体区疾病的鉴别诊断

	正常松果体 （图 1-2-42）	松果体瘤	生殖细胞瘤 （图 1-2-43）	畸胎瘤 （图 1-2-44）	表皮样囊肿 （图 1-2-45）
临床 特点	无症状	早期无症状,晚期颅内压增高症状	Parinaud 综合征和性早熟	内分泌紊乱症状,如性早熟	晚期颅内压增高症状
病灶 形态	椭圆形多见,直径小于 10mm	类圆形或分叶状,病灶较小	多圆形、类圆形,较大者可分叶,大者如拳头	多为圆形,较大	多分叶状
出血、 囊变、 坏死	正常松果体可呈囊性	少见	均可见	可见出血、囊变	本身多呈囊性
钙化	14 岁以前松果体很少钙化	少见	本身钙化少见,松果体钙化多见	多见	少见
CT 密度	均匀等密度	等密度或略高密度,密度较均匀	等密度或略高密度,密度较均匀	低密度、等密度、高密度混合	多数与脑脊液、脂肪密度相似
强化 特点	无强化	多数轻至中度强化,少数明显强化	一般明显均匀强化	不均匀强化	囊内无强化,少数囊壁轻度强化

	正常松果体 （图 1-2-42）	松果体瘤	生殖细胞瘤 （图 1-2-43）	畸胎瘤 （图 1-2-44）	表皮样囊肿 （图 1-2-45）
备注	—	—	易通过脑脊液种植播散，对放疗极为敏感	多表现为内分泌紊乱症状，如性早熟	—

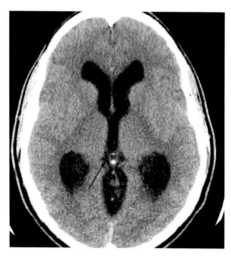

图 1-2-42 正常松果体

CT 平扫显示松果体区囊性低密度灶（→），直径小于 10mm

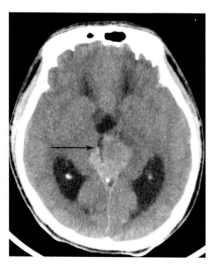

(A) 平扫

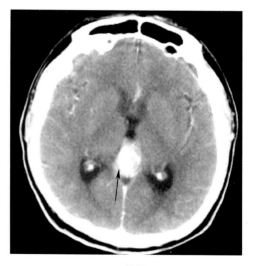

(B) 增强

图 1-2-43 生殖细胞瘤

（A）显示松果体区分叶状高密度肿块影（→）；（B）显示肿块明显强化（→）

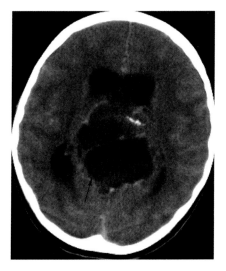 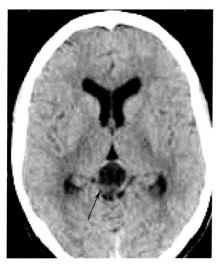

图 1-2-44 囊性畸胎瘤
CT 平扫显示松果体区较大囊
性占位性病变（→），其内
密度不均，囊壁可见钙化

图 1-2-45 表皮样囊肿
CT 平扫显示松果体区较
大囊性低密度灶（→），
与脑脊液密度相似

12. 脑干疾病的鉴别诊断

	脑干梗死 （图 1-2-46）	脱髓鞘疾病 （图 1-2-47）	炎症	胶质瘤 （图 1-2-48）	脑干转移瘤 （图 1-2-49）
发病特点	中老年居多，常伴高血压和糖尿病，病变较局限，多为单侧性，可多发	多由免疫抑制、病毒感染、营养障碍、缺氧引起，可单发也可多发，如多发硬化	青壮年多见，常双侧对称发病，多与脑内白质及深部核团共同发病，较少合并灰质发病	儿童多见，单侧发病，病程缓慢，临床症状进行性加重	中老年人居多，有原发肿瘤病史，常合并脑内转移
CT 表现	呈腔隙状、小斑片状低密度，脑干无肿胀	对称性小斑片状低密度	斑片状低密度	肿块状稍低密度	结节状稍低密度
灶周水肿	无	无	无	多伴有	明显
占位效应	轻度	无	无	有	有
强化特点	斑片状或环形强化	病灶边缘强化或片状强化	多无强化	多呈肿块样轻度强化	明显结节状或环形强化
椎-基底动脉 CTA	多异常	无异常	无异常	无异常或受压移位	无异常或受压移位
激素治疗	无效	有效	有效	无效	无效

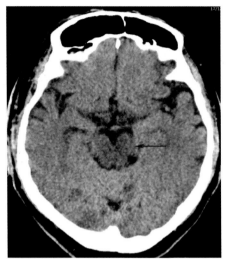

图 1-2-46 脑干梗死

脑干内弥漫性密度

减低（→），脑干无肿胀

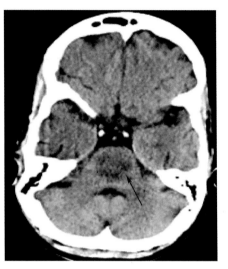

图 1-2-47 脱髓鞘疾病

脑干内斑片状低密度灶（→），

边界不清，相应脑干肿胀

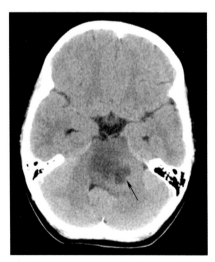

图 1-2-48 胶质瘤

脑干内囊实性软组织密度肿块影，

其内液化坏死区呈低密度

改变（→），第四脑室受压变窄

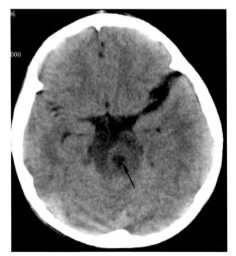

图 1-2-49 脑干转移瘤

脑干弥漫性密度减低，其内

可见花环状软组织密度肿

块影（→），囊壁呈稍高密度

三、脑血管疾病及感染性疾病的鉴别诊断

1. 脑脓肿分期的鉴别诊断

	脑炎期 （图 1-3-1）	化脓期 （图 1-3-2）	包膜形成期 （图 1-3-3）
病程	7～14 天	2～4 周	4 周以上
CT 表现	不规则略低密度影，边界模糊	中心为略低密度，外有等密度包绕	中心为低密度，包膜呈等密度
水肿范围	重度	轻度	轻度
强化特点	无或轻度脑回样强化	不完整强化边	环形强化

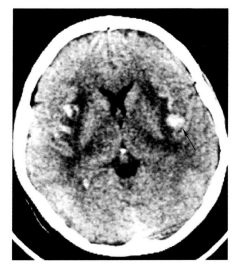

图 1-3-1 脑炎期脑脓肿
CT 平扫可见双侧脑室旁、基底
节区斑片状低密度改变，边界
模糊，双侧脑沟内可见
条带状高密度出血灶（→）

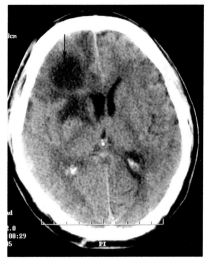

图 1-3-2 化脓期脑脓肿
CT 增强扫描可见右额叶大片
状低密度水肿带（→），其内可见环形
轻微强化灶，强化囊壁
不完整，边界模糊、不清

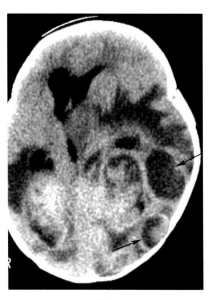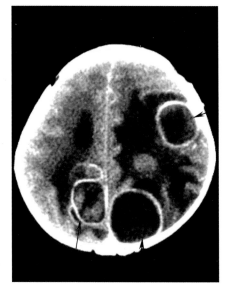

(A) 增强一   (B) 增强二

图 1-3-3　包膜形成期脑脓肿

脑实质内可见多发指套状低密度水肿带（→），增强扫描其内可见多个
薄壁环形强化灶（→），病灶囊壁清晰，边缘光滑

2. 血管性脑白质病变与多发性硬化的鉴别诊断

	血管性脑白质病变 （图 1-3-4）	多发性硬化 （图 1-3-5）
好发年龄	中老年	年轻人
好发部位	血管供血区、脑室前后角旁白质	大脑各部白质、视神经、脑干及小脑，CT 易于显示室管膜区病变
CT 表现	低密度，边界模糊	低密度，边界清楚，病变长轴多与脑室垂直
强化特点	一般不强化	活动期可明显强化
腔隙性脑梗死	常多发	不伴

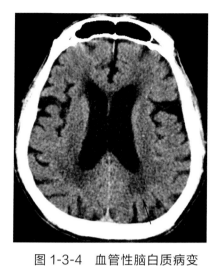

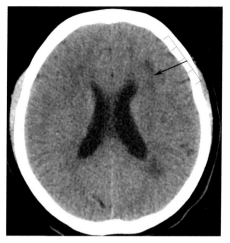

图 1-3-4　血管性脑白质病变
(脑白质疏松症)

CT 平扫显示脑室前后角周围白质内
片状低密度灶（→），边界模糊，
右侧脑室前角旁斑点状低密度灶
提示同时合并腔隙性脑梗死

图 1-3-5　多发性硬化

CT 平扫显示双侧脑室前后角
旁见多发斑点状低密度灶（→）

3. 脑感染性疾病的鉴别诊断

	脑脓肿 （图 1-3-6）	脑结核 （图 1-3-7）	病毒性脑炎 （图 1-3-8）	脑囊虫病（急性期） （图 1-3-9）	脑棘球蚴病 （图 1-3-10）
临床特点	发热、头痛、呕吐,血白细胞升高	婴幼儿及老年人多见,一般头痛、癫痫	精神、意识障碍,癫痫,对皮质激素治疗敏感	主要发生于长江以北地区,囊虫免疫试验阳性	牧区多见,包虫囊液皮内试验阳性
好发部位	皮髓质交界处	儿童幕下、成人幕上	额顶颞叶及基底节-丘脑区	皮髓质交界处	额顶叶大脑中动脉分布区
囊变、坏死、出血	坏死多见	可囊变坏死	均可	急性期囊变	本身囊性
钙化	少见	少见,呈斑片状或环形	无	慢性期呈点状钙化	囊壁可壳状钙化
灶周水肿	轻度	轻度	轻至明显	急性期明显	无
占位效应	明显	轻度	水肿时明显	轻或无	明显
CT 表现	单发或多发类圆形,中心呈略低密度,囊壁呈等密度或略高密度环	单发或多发等密度、高密度或混杂密度结节,当有干酪样坏死时中心呈低密度	对称或不对称分布的斑片状低密度影,主要累及脑灰质	急性期多发散在小囊状低密度影,一般直径<10mm;囊内可见高密度头节,慢性期多发小结节钙化	巨大圆形或类圆形低密度囊性病变,囊内可见子囊,囊肿可破裂,形成子囊
强化特点	浅淡或明显环形强化,部分呈片状强化	环状、结节或不规则增强,可多个环形连接	病灶 2 周左右时强化明显	急性期为小结节状或小环形强化	囊壁不强化或轻度强化

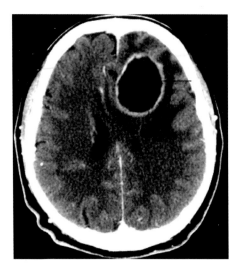

图 1-3-6　脑脓肿

CT 增强扫描显示左额叶斑片状低密度灶（→），薄壁环形强化

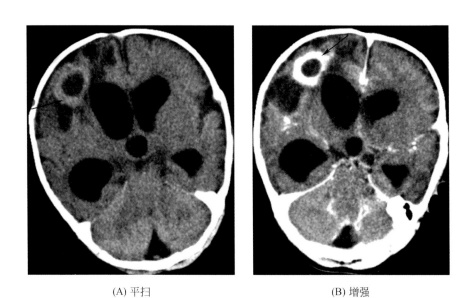

（A）平扫　　　　　　　　　　　　　　　　　（B）增强

图 1-3-7　脑结核

（A）可见脑室扩大，右顶叶厚壁环形高密度灶（→），灶周斑片状水肿带围绕；

（B）显示囊壁明显强化（→），邻近脑膜强化明显

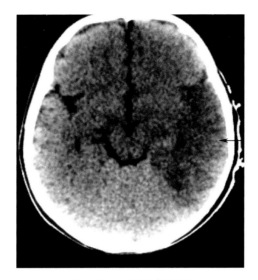

图 1-3-8　病毒性脑炎

CT 平扫显示左颞叶斑片状低密度影（→），边界模糊

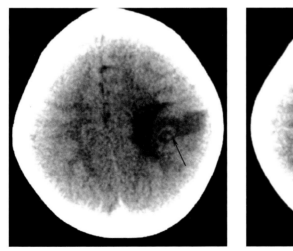
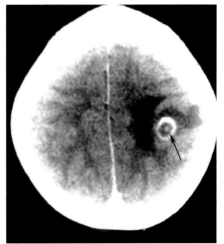

(A) 平扫　　　　　　　　　　　　　　(B) 增强

图 1-3-9　脑囊虫病（急性期）

（A）可见左顶叶斑片状低密度水肿带，其内可见稍高密度环形影，环内点状高密度灶代表头节（→）；（B）显示囊壁及其内头节明显强化（→）

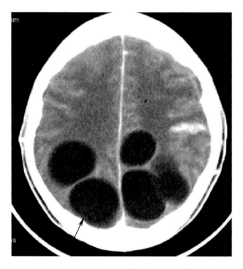

图 1-3-10　脑棘球蚴病

CT 增强扫描显示双侧顶叶多发圆形或类圆形低密度囊性
病变（→），囊内可见子囊，未见强化

四、脑室与脑池疾病鉴别诊断

1. 第四脑室常见肿瘤的鉴别诊断

	室管膜瘤 （图 1-4-1）	髓母细胞瘤 （图 1-4-2）	脉络丛乳头状瘤 （图 1-4-3）
好发年龄	儿童	儿童	成人
好发部位	第四脑室,可经中孔或侧孔长入小脑延髓池或桥小脑池	小脑蚓部	第四脑室,可沿脑脊液种植转移
第四脑室形态	扩大	呈新月形,向前或上方移位	扩大
病灶形态	多呈分叶状	圆形或椭圆形	分叶状或菜花状
出血、坏死、囊变	多见	少见	均可见
钙化	散在斑点状	少见	点状或小片状
CT 密度	略高密度或等密度	多呈稍高密度,少数为等密度,密度较均匀	多数呈等或略高密度,少数为低密度或低等混合密度
强化特点	轻至中度	强化较室管膜瘤明显,可呈小囊大结节征象	明显强化
水肿	无或轻度	轻度	无或轻度

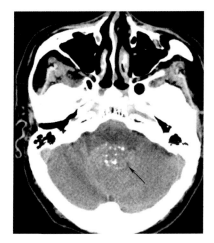

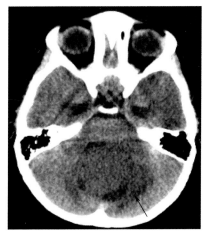

图 1-4-1　室管膜瘤
CT 平扫显示第四脑室区不规则
软组织密度肿块影（→），呈稍高
密度，其内散在斑点状钙化灶

图 1-4-2　髓母细胞瘤
CT 平扫显示小脑蚓部椭圆形软组织
密度肿块影（→），灶周可见带状水肿
带围绕，第四脑室受压、移位

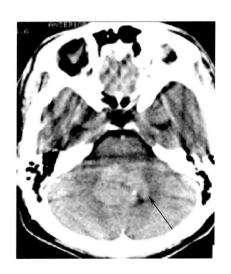

图 1-4-3　脉络丛乳头状瘤
CT 平扫显示第四脑室内分叶状高密度软组织肿块影（→），其内可见点状钙化

2. 侧脑室常见肿瘤的鉴别诊断

	室管膜瘤 （图 1-4-4）	侧脑室内脑膜瘤 （图 1-4-5）	室管膜下巨细胞 星形细胞瘤（图 1-4-6）
好发年龄	成人	中年	青少年
好发部位	三角区	三角区	孟氏孔附近
出血、坏死、囊变	囊变、坏死多见	均少见	少见
钙化	散在斑点状	点状或小片状	斑片状
CT 表现	多呈分叶状，略高密度或等密度	多呈类圆形，均匀略高密度或等密度	类圆形略高密度肿块，有结节性硬化症时，室管膜下可见多发钙化结节灶
强化特点	轻至中度强化	明显均匀强化	强化程度不如室管膜瘤
水肿	无或轻度	无	无或轻度

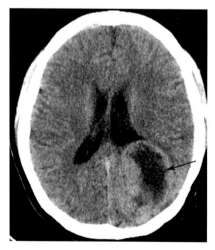
(A) 平扫

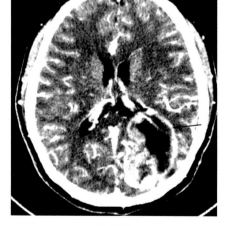
(B) 增强

图 1-4-4 室管膜瘤

（A）显示左侧脑室三角区囊实性病变（→），跨越脑室和脑实质生长；

（B）可见明显花环状强化（→）

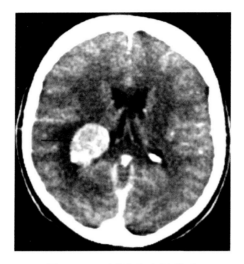

图 1-4-5 侧脑室内脑膜瘤
CT 增强扫描显示右侧脑室三角区可见椭圆形软组织肿块影（→），均匀强化

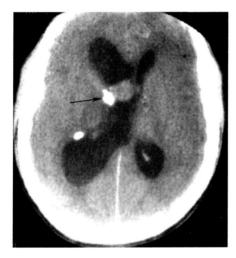

(A) 平扫

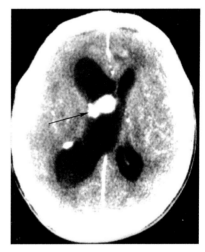

(B) 增强

图 1-4-6 室管膜下巨细胞星形细胞瘤
（A）显示右侧脑室前角近孟氏孔附近椭圆形等密度肿块影，邻近侧脑室多发结
节状钙化灶（→），提示同时合并结节性硬化；（B）可见结节明显强化（→）

3. 第三脑室肿瘤的鉴别诊断

	室管膜瘤	胶样囊肿 （图 1-4-7）	松果体细胞瘤 （图 1-4-8）	毛细胞型 星形细胞瘤（图 1-4-9）
好发部位	第三脑室内均可发生	第三脑室前部	松果体	四叠体区
第三脑室形态	扩张	扩张	受压前移	受压前移
病灶形态	多呈分叶状	圆形或椭圆形	类圆形,较小	多为圆形或椭圆形
出血、坏死、囊变	囊变、坏死多见	囊性	少见	囊变多见
钙化	散在斑点状钙化	囊壁可钙化	少见	10%可见钙化
CT 密度	略高密度或等密度	多数为高密度,少数为低密度	等密度或略高密度,密度较均匀	1/3 呈低密度,1/3 呈等密度或稍高密度,1/3 呈低等混合密度
强化特点	轻度到中度	无强化	多数轻至中度强化,少数明显强化	实性部分均匀强化
水肿	无或轻度	无	无	轻度

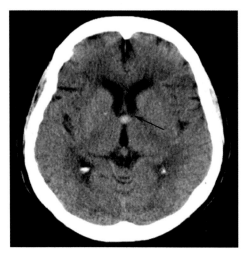

图 1-4-7　胶样囊肿
CT 平扫显示第三脑室前部圆
形高密度灶（→），病灶边界清晰

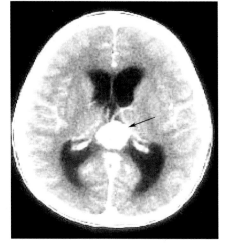

图 1-4-8　松果体细胞瘤
CT 增强扫描显示松果体区
椭圆形肿块影（→），明显强化

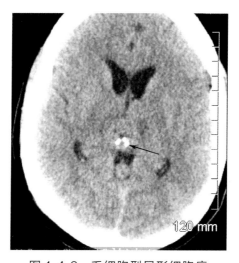

图 1-4-9 毛细胞型星形细胞瘤

CT 平扫显示四叠体区稍高密度肿块影（→），其内散在斑点状钙化灶

五、脑膜及颅骨疾病的鉴别诊断

1. 脑膜疾病的鉴别诊断

	化脓性脑膜炎（图 1-5-1）	**病毒性脑膜炎**（图 1-5-2）	**结核性脑膜炎**（图 1-5-3）	**脑膜转移瘤**（图 1-5-4）
好发年龄	2 岁以下	青少年	儿童	中老年
临床特征	起病急、高热、畏寒、头痛、全身不适	起病急、低热、病情较轻，预后较好	起病慢、低热、渐恶化、痉挛性瘫痪、惊厥	多合并颅内转移
发病部位	额顶叶脑沟及脑基底部脑池，也可见于脑室内	皮质、皮质下、脑室旁脑白质内、丘脑及基底节区	脑底部，以鞍上池和外侧裂池多见	弥漫性蛛网膜下腔浸润，以脑底部多见
脑脊液	细胞数明显升高，以中性多形核粒细胞为主	细胞数正常或轻度升高，与结核不易区分	细胞数轻至中度升高，可见结核分枝杆菌	细胞数正常或轻度升高，可查出癌细胞
CT 特征	脑沟、脑裂、脑池，尤其是基底池密度增高或闭塞，并发脑炎时，脑实质出现斑片状低密度区	病变区通常不对称，主要呈低密度，可呈脑回样、斑片状，合并出血时呈点状、线状高密度	无异常或鞍上池和外侧裂池变形、消失或密度增高，后期蝶鞍区可见小斑点状钙化，脑膜可见钙化	脑膜增厚或呈结节状，CT 上呈稍低密度或等密度
强化特点	软脑膜和大脑表面呈曲线样或脑回状强化	软脑膜强化，脑表面呈曲线样或脑回样强化	基底池强化，弥漫性脑膜强化，如肉芽肿形成时，可见结节状或小环形强化	线样弥漫性脑膜强化或沿软脑膜分布的多发结节样强化

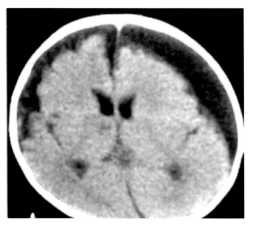

图 1-5-1　化脓性脑膜炎

CT 平扫显示额顶部脑外间隙增宽，
其内可见低密度影，密度略高于
脑脊液密度

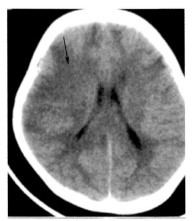

图 1-5-2　病毒性脑膜炎

CT 平扫显示双侧大脑半球多发斑
片状稍低密度灶（→），边界
模糊，脑沟模糊、变浅

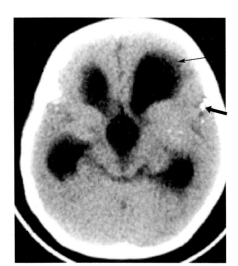

图 1-5-3　结核性脑膜炎

CT 平扫显示脑室明显扩大（→），
脑沟、脑池模糊、消失，
侧裂可见斑点状钙化灶（➡）

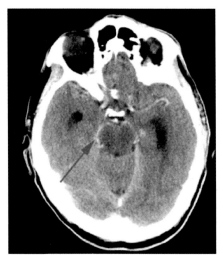

图 1-5-4　脑膜转移瘤

CT 增强扫描可见脑桥前、
小脑幕脑膜增厚，病灶明显强化（→）

2. 颅骨常见疾病的鉴别诊断

	颅骨 骨髓瘤 （图 1-5-5）	颅骨 血管瘤 （图 1-5-6）	颅骨 转移瘤 （图 1-5-7）	颅骨嗜酸 性肉芽肿 （图 1-5-8）	颅骨纤维性 结构不良 （图 1-5-9）	颅骨畸形 性骨炎 （图 1-5-10）	颅骨表 皮样囊肿 （图 1-5-11）
临床 特点	尿本-周蛋白阳性，骨髓涂片可找到骨髓瘤细胞	多无症状，少数有局部疼痛、肿块	可寻原发灶，病变部位疼痛，溶骨性转移瘤中钙磷增高	肿块常有波动感，病灶内嗜酸性粒细胞增多	骨性狮面、神经压迫症状、碱性磷酸酶多数正常	骨性狮面，神经压迫症状，碱性磷酸酶明显升高	无痛性肿块，逐渐增大
好发 年龄	40～60 岁	30 岁以上	年龄较大	5～10 岁	20 岁以下	40 岁以上	15～35 岁
CT 表现	多伴有骨质疏松，松质骨内弥漫性分布、边缘清楚的溶骨性破坏区，无明显骨膜反应	板障膨胀性破坏，边界清楚，其内可见放射状骨嵴或皂泡状骨性间隔	多无骨质疏松，单发或多发大小不一的溶骨性骨破坏，破坏区常不规则，边界模糊	单发或多发，内外颅骨板层不规则锋利的破坏，常伴有软组织肿块形成	板障膨大、增宽，外板增厚和囊状改变，磨玻璃样或明显骨硬化，内板受累少	双侧发病，先侵犯板障和外板，使之分层、增厚，内可见棉球状致密影，逐渐累及内板使之硬化	多单发，外板或板障膨胀性骨质破坏，内部密度较低，周围可见环形硬化带，内无残留小骨片
软组织 肿块	常见	少见	常见	常见	无	无	无
强化 特点	强化	明显强化	强化	明显强化	不均匀强化	不均匀强化	无强化

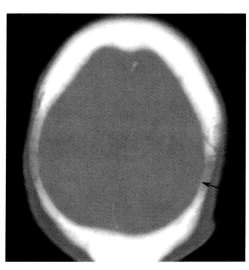

图 1-5-5　颅骨骨髓瘤

CT 骨窗可见松质骨内弥漫性分布、
边缘清楚的溶骨性破坏区（→）

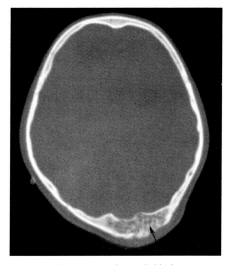

图 1-5-6　颅骨血管瘤

CT 骨窗可见板障膨胀性破坏，
边界清楚，其内可见皂泡状骨性间隔（→）

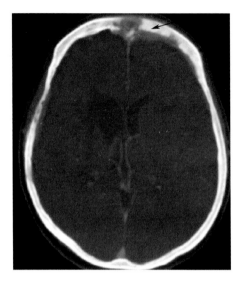

图 1-5-7　颅骨转移瘤

CT 骨窗显示颅骨内多发大小不一的溶骨性骨破坏（→），破坏区不规则，边界模糊

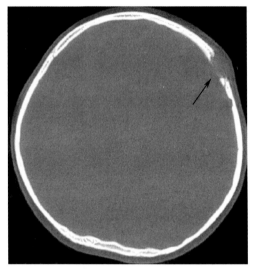

图 1-5-8　颅骨嗜酸性肉芽肿

CT 骨窗可见贯穿内外颅板的不规则锋利的骨破坏（→），邻近软组织肿块形成

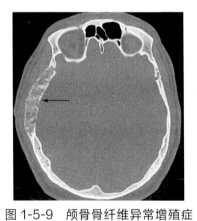

图 1-5-9　颅骨骨纤维异常增殖症
（颅骨纤维性结构不良）

CT 骨窗可见右颞骨板障膨大、增宽，呈磨玻璃样及明显骨硬化改变，外板增厚和囊状改变（→）

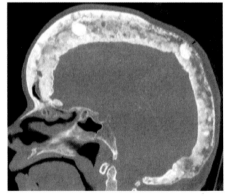

图 1-5-10　颅骨畸形性骨炎

CT 骨窗显示颅骨弥漫性增厚、分层，板障内可见棉球状致密影（→），广泛累及内外板并使之硬化

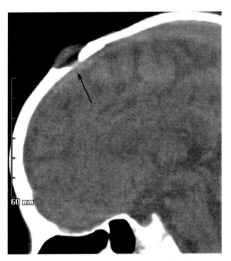

图 1-5-11　颅骨表皮样囊肿

外板及板障膨胀性骨质破坏（→），内部密度较低，内无残留小骨片

第二部分

头与颈 ▶▶▶

一、颅底疾病鉴别诊断

1. 颅前窝疾病的鉴别诊断

	骨纤维性 结构不良 (图 2-1-1)	骨化性纤维瘤 (图 2-1-2)	畸形性骨炎 (图 1-5-10)	转移瘤 (图 1-5-7)
好发年龄	青年及儿童	青少年和 30～40 岁	40 岁以上	年龄较大
囊变、坏死或钙化	骨化	均可见	钙化多见	可见囊变、坏死
CT 表现	骨质膨胀增厚,呈磨玻璃密度改变,边界不清,可累及多个骨	轻度膨胀性骨质破坏,边缘有硬化,内可见骨化程度不一的不均匀高密度影	病骨膨胀,呈磨玻璃密度,内可见高密度颗粒或斑点状改变	单发、多发或弥漫性溶骨性骨质破坏
强化特点	强化不明显	一般无强化	不均匀强化	强化明显
备注	—	—	碱性磷酸酶明显升高	有原发灶

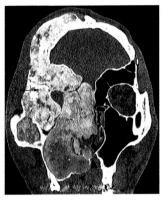

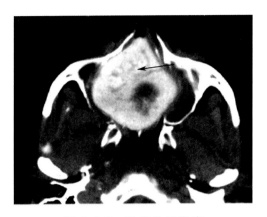

图 2-1-1　骨纤维性结构不良
CT 平扫显示骨质膨胀增厚，
呈磨玻璃密度改变（→），
边界不清，多骨受累

图 2-1-2　骨化性纤维瘤
CT 平扫显示鼻中隔区巨大膨胀性肿
块影（→），内可见骨化程度不一
的不均匀高密度影，邻近结构受压

2. 累及颅前窝疾病的鉴别诊断

	鼻旁窦 恶性肿瘤 （图 2-1-3）	嗅神经 母细胞瘤 （图 2-1-4）	鼻旁窦 黏液囊肿 （图 2-1-5）	鼻旁窦炎 （图 2-1-6）
临床 特点	中老年人多见,晚期 有脑神经受损症状	11～20 岁及 51～60 岁多见,主要症状有鼻 塞、鼻出血、嗅觉丧失	中老年人多见,多以 眼球突出就诊	鼻塞、脓涕、头痛
起源 部位	上颌窦多见,其次为 筛窦、鼻腔	鼻腔上部、筛窦顶 多见	额窦、筛窦多见	各副鼻窦均可
出血、坏 死、钙化	可见	少见	本身囊性	少数可见钙化
软组织 肿块	形态不规则,密度不 均匀,边界不清	形态不规则,密度欠 均匀,边界不清	边界清楚,膨胀性囊 性肿块	窦腔内不规则软组织 密度影
骨质破 坏特点	边界不清,周围骨质 弥漫性破坏	邻近骨质吸收破坏, 常侵犯眼眶或颅内	窦腔膨大,窦壁呈膨 胀压迫性骨吸收	窦壁骨质变薄或增厚、 硬化,无膨胀性改变
强化特点	明显强化	中等至明显强化	可环形强化	增厚的黏膜均一强化

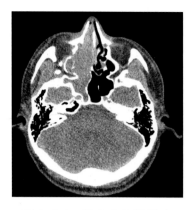

图 2-1-3　鼻旁窦恶性肿瘤
CT 平扫显示右侧筛窦占位性病变，
边界不清，周围骨质弥漫性破坏

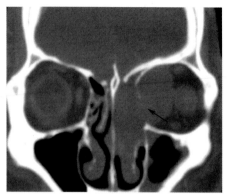

图 2-1-4　嗅神经母细胞瘤
CT 平扫（冠状位）显示鼻腔上部
不规则软组织密度肿块影（→），
邻近骨质吸收破坏，侵犯眼眶及颅前窝

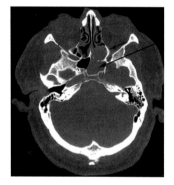

图 2-1-5　鼻旁窦黏液囊肿
CT 平扫显示筛窦及蝶窦膨胀性囊性
低密度灶（→），病灶边界清楚，窦腔
膨大，窦壁呈膨胀压迫性骨吸收

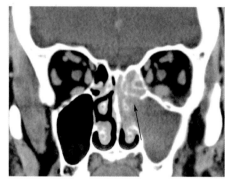

图 2-1-6　鼻旁窦炎
CT 平扫显示左侧上颌窦、筛窦
窦腔内可见不规则软组织
密度影（→），窦壁骨质吸收、变薄

3. 斜坡区肿瘤的鉴别诊断

	脊索瘤 （图 2-1-7）	脑膜瘤 （图 2-1-8）	转移瘤 （图 2-1-9）	软骨肉瘤 （图 2-1-10）
好发年龄	30～40 岁男性	40～60 岁女性	中老年人	成年人多见
病灶部位	以斜坡为中心	偏侧、鞍旁	斜坡、颞骨	蝶骨和斜坡
病灶 形态	分叶状或不规则，边 界较清	分叶状、类圆形，边 界清	单发或多发，边界清 或不清	分叶状
骨质破 坏特点	斜坡、颅底广泛骨质 破坏	骨质增生硬化与破 坏共存	以溶骨性破坏为主	骨质侵袭破坏
钙化	散在点片状钙化	颗粒状钙化	少见	不定形的钙化

	脊索瘤 （图 2-1-7）	脑膜瘤 （图 2-1-8）	转移瘤 （图 2-1-9）	软骨肉瘤 （图 2-1-10）
CT 特征	以斜坡为中心的略高密度软组织肿块	均匀较高密度或等密度肿块	不规则等或低密度肿块	不规则软组织密度肿块
强化特点	不均匀轻微强化	均匀明显强化	不同程度强化	不均匀明显强化

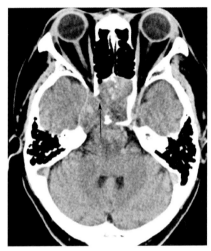

图 2-1-7 脊索瘤

CT 平扫显示以斜坡为中心的分叶
状软组织密度肿块影（→）向蝶窦、桥前
池蔓延，同时伴有斜坡、颅底广泛骨质破坏

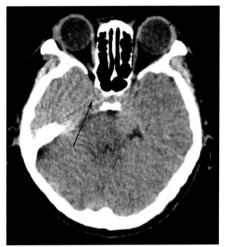

图 2-1-8 脑膜瘤

CT 平扫显示右斜坡区分叶状
等密度肿块影（→），边界清

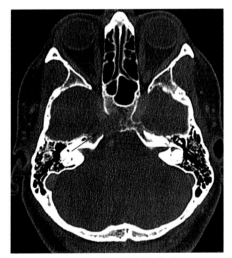

图 2-1-9 斜坡转移瘤

CT 平扫显示右斜坡区可见
溶骨性骨破坏（→），边界不清

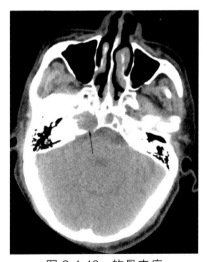

图 2-1-10 软骨肉瘤

CT 平扫显示右侧斜坡区不规
则软组织密度肿块（→），骨质侵袭破坏

4. 颈静脉孔区疾病的鉴别诊断

	颈静脉球瘤 （图 2-1-11）	神经鞘瘤 （图 2-1-12）	大颈静脉球 （图 2-1-13）	颈内静脉血栓 （图 2-1-14）	脑膜瘤 （图 2-1-15）
临床体征	单侧搏动性耳聋、头痛、头晕	脑神经麻痹症状	一般无症状	颞叶静脉梗死症状	可见沙粒样钙化
病灶形态	常沿颈静脉匍行生长,可由颈静脉孔进入颅后窝	圆形或分叶状	颈静脉孔扩大,双侧不对称	颈静脉内充盈缺损	半球形或圆形
出血、坏死、囊变	少见	囊变多见	无	无	少见
颈内动静脉位置	多向前内移位	向前或前外侧移位	无移位	无移位	无移位
CT 表现	等密度或略高密度,颈静脉孔扩大,邻近骨质破坏	等密度或略高密度,颈静脉孔骨壁边缘光滑完整	双侧颈静脉孔不对称,骨壁完整无破坏	颈静脉孔无扩大,骨壁完整无破坏	稍高密度或等密度肿块,颈静脉孔骨质可增生硬化,边缘光整
强化特点	明显强化,其内可见许多血管流空信号影	明显强化	无肿块强化影	新鲜血栓强化,陈旧者不强化,MRV 可见充盈缺损影	明显强化,可见脑膜尾征

注：MRV—磁共振静脉成像。

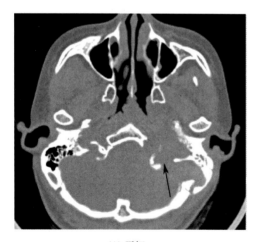
(A) 平扫

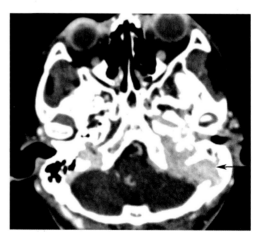
(B) 增强

图 2-1-11 颈静脉球瘤

（A）显示左侧颈静脉走行区广泛骨质吸收、破坏（→），累及中耳，颈静脉窝开大；（B）显示颈静脉走行区明显血管样强化占位（→）

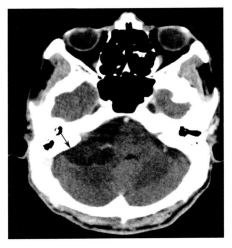

图 2-1-12　神经鞘瘤

CT 增强扫描显示右桥小脑角区不规则形低密度影（→），密度不均，右内
听道开大呈喇叭口状；右桥小脑角区病变大部分不强化，
内见点条状明显强化及边缘强化

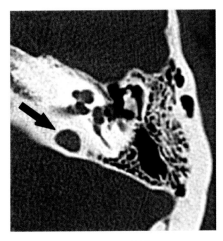

(A) 平扫骨窗(轴位)

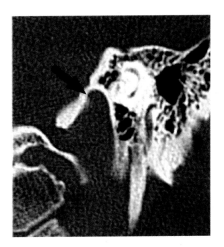

(B) 平扫骨窗(冠状位)

图 2-1-13　大颈静脉球

一侧颈静脉孔扩大（➡），双侧不对称

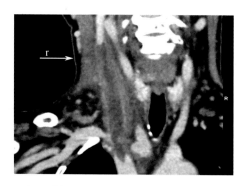

图 2-1-14　颈内静脉血栓

CTV 示右侧颈内静脉见充盈缺损（→），
冠状位观察明确

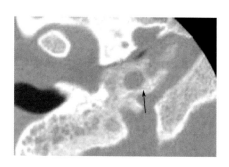

图 2-1-15　脑膜瘤

CT 平扫显示颈静脉孔区骨质硬化，
新骨形成（→）

二、眼眶和眼疾病鉴别诊断

1. 眶隔前疾病的鉴别诊断

	蜂窝织炎 （图 2-2-1）	皮样囊肿 （图 2-2-2）	泪腺肿瘤 （图 2-2-3）	淋巴瘤 （图 2-2-4）
临床表现	眼睑充血、红肿、压痛、局部皮温升高	眼睑皮下结节，有波动感	早期无症状，晚期视力下降，无波动感	眼睑肿胀下垂，结膜充血
好发部位	眼睑	颞上象限眶缘或眶周	眼眶颞上象限	眼睑、结膜或泪腺
眶骨破坏	无	可有，且有硬化缘	泪窝扩大或骨质破坏	一般无
CT 表现	眼睑弥漫性增厚，边界不清	圆形或椭圆形，囊内密度高低不均，含有脂肪密度，囊壁可见钙化	圆形或椭圆形肿块，密度较均匀，多呈等密度，较大者可囊变	圆形或椭圆形，常包绕眼球生长的软组织密度影
强化特点	形成脓肿者，壁可强化	无强化，或囊壁强化	中度强化	中度强化

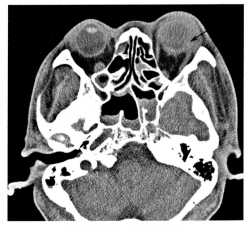

图 2-2-1　蜂窝织炎

CT 平扫显示左侧眼睑弥漫性
增厚（→），边界不清

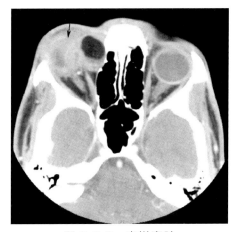

图 2-2-2　皮样囊肿

CT 平扫显示右眶内椭圆形低密度灶（→），
囊内密度不均，含有脂肪密度，周围
软组织弥漫性肿胀，提示皮样
囊肿破裂及合并蜂窝织炎

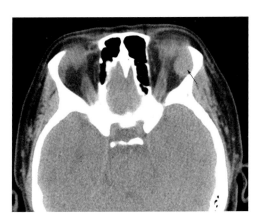

图 2-2-3　泪腺肿瘤（多形性腺瘤）

平扫显示左眶外上部泪腺类圆形
肿块（→），密度均匀，眶壁骨质受
压变薄，边缘光整

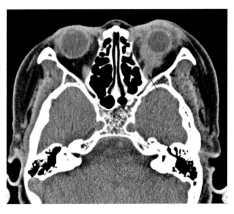

图 2-2-4　眶内淋巴瘤

CT 平扫显示左侧眶内均匀软
组织密度肿块影（→），包绕
眼球内下表面生长

2. 幼儿眼球常见疾病的鉴别诊断

	视网膜母细胞瘤 （图 2-2-5）	永存原始玻璃体 增生症 （图 2-2-6）	Coats 病（外层渗出性 视网膜病变） （图 2-2-7）	早产儿视网膜 病变综合征 （图 2-2-8）
病因	一种起源于视网膜胚胎性核层细胞的恶性肿瘤	胚胎期原始玻璃体残留并继续增生所致	先天性外层渗出性视网膜病变	晶状体后纤维增生病变
好发年龄	3 岁以下	婴儿	4～8 岁男童多见	早产儿
单双侧	30% 双侧	多单侧	多单侧	双侧
眼球	正常大小,可突出	小眼球	一般正常大小	小眼球,多不对称

	视网膜母细胞瘤 （图 2-2-5）	永存原始玻璃体 增生症 （图 2-2-6）	Coats 病（外层渗出性 视网膜病变） （图 2-2-7）	早产儿视网膜 病变综合征 （图 2-2-8）
视网膜	可伴脱离	不同程度渗出及脱离	可伴脱离	常伴脱离
CT 表现	球后圆形或卵圆形肿块，与玻璃体相比为高密度，95% 有团块状、斑点状钙化	玻璃体内可见片状高密度出血，晶状体后可见带状或锥状较高密度肿块影，无钙化	视网膜下间隙高密度不均匀肿块，伴有"V"形视网膜脱离征象	无肿块影，玻璃体内密度混杂
强化特点	中至明显强化	明显强化	强化过程缓慢	无强化
备注	—	—	无钙化	一般有高浓度吸氧史

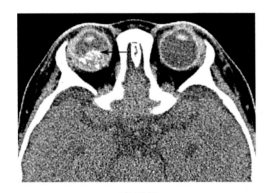

(A) 平扫

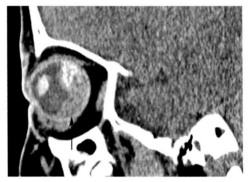

(B) 矢状位重建

图 2-2-5　视网膜母细胞瘤

（A）显示右眼球后部扁丘状稍高密度团块，其内见多发散在沙粒样钙化（→）；（B）显示眼球后部稍
高密度团块（→），伴多发钙化，病变下方见新月形高于玻璃体密度的均
质稍低密度影，为继发视网膜脱离

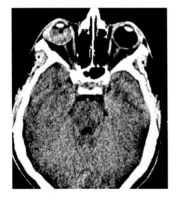

**图 2-2-6　永存原始
玻璃体增生症**

CT 平扫显示右眼玻璃体内片状
高密度灶（→），分布于
眼球后房内，无钙化

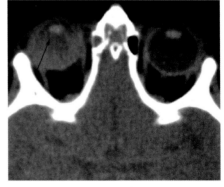

**图 2-2-7　Coats 病（外层渗出性
视网膜病变）**

CT 平扫显示右眼球视网膜下间
隙不均匀高密度影（→），
伴有"V"形视网膜脱离征象

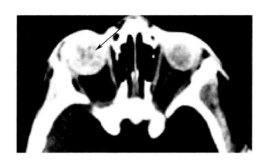

图 2-2-8　早产儿视网膜病变综合征
右眼球玻璃体内密度混杂（→），无肿块影

3. 成人眼球常见疾病的鉴别诊断

	葡萄膜 黑色素瘤 （图 2-2-9）	脉络膜 血管瘤 （图 2-2-10）	脉络膜 骨瘤 （图 2-2-11）	脉络膜 转移瘤 （图 2-2-12）	视网膜 脱离 （图 2-2-13）
病因	葡萄膜内黑色素细胞或黑色素痣的恶变	先天血管发育不良	肿瘤骨化或感染外伤而来，可能与激素有关	多血行转移，以乳腺癌转移多见	由炎症、外伤、血管性疾病引起视网膜神经与色素上皮层分离
发病特点	40～50 岁多见，成人眼球内最常见恶性肿瘤	20 岁以后多见，好发于男性，多单侧发病	好发年轻女性，单侧多见	单侧多见	常合并视网膜下积液
眼球	多无改变	多无改变	眼球可缩小	多无改变	多无改变
视网膜脱离	常见	弥漫性者常见	少见	常见	均见
CT表现	稍高密度实性肿块,位于睫状体者多呈结节状,位于脉络膜者多呈蘑菇状突入玻璃体	局限性或弥漫性眼环增厚,球后极可见轻度拱门形高密度影	球后极部卵圆形、弧形或半环形钙化影	球后极部多发或弥漫性眼环轻微增厚	眼球内新月形或弧形高密度影,典型者呈 V形,尖端连于视盘
强化特点	中度强化	明显强化	无强化	轻至中度强化	无强化
备注	—	弥漫者多伴有脑面血管瘤病（Sturge-Weber 综合征）	—	有原发恶性肿瘤,可明确诊断	—

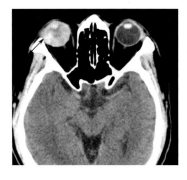

图 2-2-9　葡萄膜黑色素瘤

平扫显示右眼球内稍高
密度实性肿块（→）

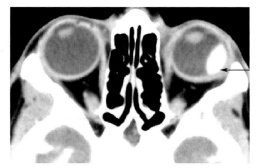

图 2-2-10　脉络膜血管瘤

CT 增强扫描显示左侧眼球局限性眼环增厚，
球后极可见拱门形稍高密度影
（→），病灶明显强化

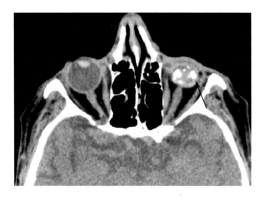

图 2-2-11　脉络膜骨瘤

CT 平扫显示左眼球萎缩，球后极对称
性斑点状高密度灶（→）

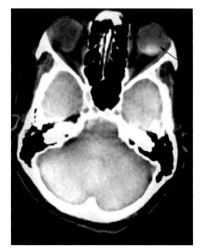

图 2-2-12　脉络膜转移瘤

CT 增强扫描显示左眼球球后极局限
性眼环增厚，病灶中度强化（→）

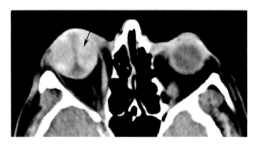

图 2-2-13　视网膜脱离

CT 平扫显示右眼球内弧形高密
度影，呈 V 形，尖端连于视盘（→）

4. 眼外肌增粗疾病的鉴别诊断

	格雷夫斯(Graves)病 (图 2-2-14)	炎性假瘤(肌炎型) (图 2-2-15)	颈动脉海绵窦瘘 (图 2-2-16)
临床表现	多见于成人,临床上有突眼伴甲状腺功能亢进症(甲亢)	多见于儿童,临床表现为发热、疼痛、眼睑红肿、结膜充血、白细胞升高	搏动性突眼,患侧眼眶、额部、颞部及耳后有血管杂音
病变特点	双侧多见,除累及眼外肌外,也可累及球后脂肪、巩膜	单侧多见,单纯累及眼外肌少见,还可累及球后脂肪、视神经、泪腺	单侧多见,除累及眼外肌外,典型表现为眼上静脉增粗
CT 表现	肌腹增粗,肌腱不增粗,以下直肌、内直肌、上直肌受累多见	肌腹和肌腱均增粗,常累及单条眼外肌,以上直肌、内直肌为主	所有眼外肌均弥漫性增粗,眼上静脉增粗
强化特点	眼外肌不同程度强化	眼外肌弥漫性强化	增粗眼上静脉明显强化
备注	80%伴有甲亢	激素治疗有效	脑血管造影或 DSA 可确诊本病

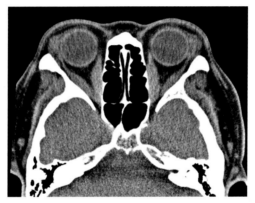

图 2-2-14 格雷夫斯（Graves）病

平扫显示双侧眼肌肌腹增粗，肌腱增粗不明显

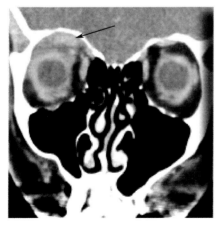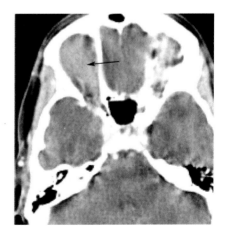

(A) 平扫(冠状位)　　　　　　　　(B) 平扫(轴位)

图 2-2-15 炎性假瘤（肌炎型）

右侧上直肌肌腹和肌腱均增粗（→），邻近软组织肿胀、累及球后脂肪、视神经及泪腺

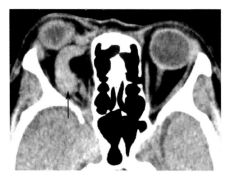
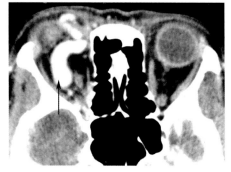

(A) 平扫　　　　　　　　　　　　　　　　(B) 增强

图 2-2-16　颈动脉海绵窦瘘

（A）显示右侧眼上静脉明显扩张迂曲（→），右眼球外突；

（B）显示眼上静脉血管样强化（→）

5. 眶内肿瘤的鉴别诊断

	淋巴管瘤 （图 2-2-17）	海绵状血管瘤 （图 2-2-18）	炎性假瘤 （图 2-2-15）	神经鞘瘤 （图 2-2-19）	神经纤维瘤 （局限型）	横纹肌肉瘤 （图 2-2-20）
好发 年龄	儿童	20～40 岁	40 岁以上	青壮年	30～50 岁	10 岁以下儿童
好发 部位	肌锥外	肌锥内	肌锥	肌锥外，眶 上方颞侧	眼眶上象限	早期肌锥外， 后期向内侵犯
出血、 坏死、 囊变	易出血、囊变	内可见血栓	一般无	易多发囊变	可囊变	少见
CT 表现	局限者表现 为均匀或不均 匀等密度圆形 或椭圆形肿块， 弥漫者肿块形 态不规则	圆形、椭圆 形或分叶状均 匀等密度肿块， 少数内可见小 圆形钙化	不规则或规 则软组织密度 肿块影，可伴 眼环增厚或球 后脂肪密度 增高	类圆形均匀 等密度影，少 数侵入颅内呈 哑铃状	边界清楚的 类圆形或长扁 状等密度影， 密度可不均匀	不规则软组 织肿块，密度 不均匀，生长 迅速，累及周 围眼眶骨质
强化 特点	立即强化， 囊边缘强化	渐进性不均 匀明显强化	明显强化	不均匀强化	轻中度强化	中度强化
备注	囊性多见	CT 上小圆形 钙化，为血管 瘤特征性表现	红、肿、热、 痛的炎症表现， 激素治疗有效	视神经不含 施万细胞，所 以不发生神经 鞘瘤	可合并神经 纤维瘤病，弥 漫型、丛状型 易发生于眼睑	进展迅速的 单眼突出，眶 壁侵袭性破坏

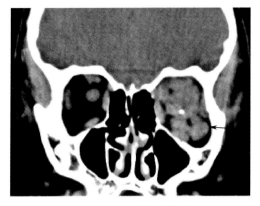

图 2-2-17　淋巴管瘤

CT 平扫显示左眶内多发等密度圆形或椭圆形肿块（→），弥漫分布

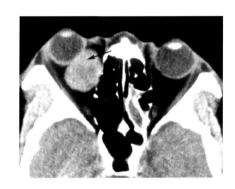
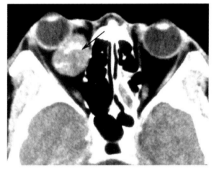

(A) 平扫　　　　　　　　　　　　　　(B) 增强

图 2-2-18　海绵状血管瘤

（A）显示右侧球后类圆形肿块（→），边缘光滑锐利，病灶中心密度稍低；
（B）显示病灶内多发斑点状明显强化（→）

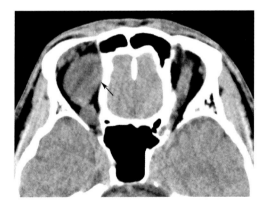

图 2-2-19　神经鞘瘤

CT 平扫显示右眶内类圆形均匀
等密度影（→），边界清晰

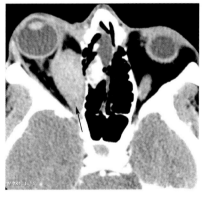

图 2-2-20　横纹肌肉瘤

CT 增强扫描显示右眶内肌锥外不规则
软组织肿块（→），密度均匀，
邻近眼眶骨质受压，有强化

6. 视神经与视神经鞘病变的鉴别诊断

	视神经胶质瘤 （图 2-2-21）	视神经鞘脑膜瘤 （图 2-2-22）	视神经炎 （图 2-2-23）	转移瘤 （图 2-2-24）
好发年龄	10 岁以下	中年女性	年轻人	各年龄段均可
突眼特征	视力下降在突眼之前	视力障碍在突眼之后	无	后期可有突眼
钙化	少数钙化	可见斑点、不规则钙化	无	无
CT 表现	视神经梭形或管状增粗、迂曲，与脑白质呈等密度，少数周围可见稍低密度，累及视神经管时使其扩大	沿视神经生长的管状、梭形或偏心性肿块，与眼外肌相比呈等密度或稍高密度，部分见钙化，累及视神经管时使其扩大	视神经增粗，视交叉也可受累，慢性者视神经萎缩	视神经增粗，与眼外肌等密度，眶内软组织密度肿块影
强化特点	轻至中度强化	明显强化，呈双轨征	明显强化，部分仅视神经鞘强化	不同程度强化
备注	—	—	20%伴有多发硬化	多见于淋巴瘤和白血病转移

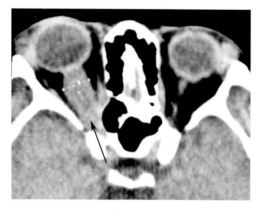

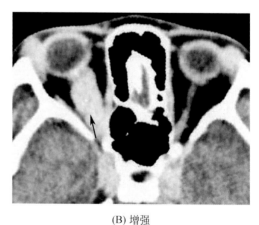

(A) 平扫   (B) 增强

图 2-2-21 视神经胶质瘤

（A）显示右侧视神经管状增粗（→），密度均匀；

（B）显示肿块均匀强化（→），正常视神经影像完全消失

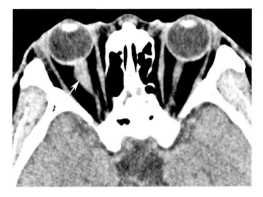

(A) 平扫

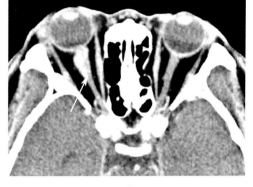

(B) 增强

图 2-2-22　视神经鞘脑膜瘤

（A）显示右侧球后段视神经前部梭形增粗（→），密度均匀，稍高于眼外肌；（B）显示视神经肿块
明显均匀强化（→），中心见不强化的正常视神经，二者密度对比明显，
为视神经鞘脑膜瘤典型的双轨征

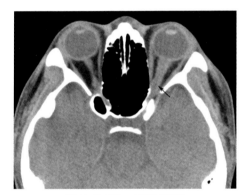

图 2-2-23　视神经炎

平扫显示左侧视神经增粗（→）

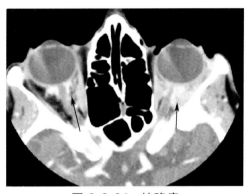

图 2-2-24　转移瘤

CT 增强扫描显示双侧眶内多发软组织
密度肿块影（→），视神经增粗，
病灶呈不同程度强化

7. 泪腺区肿瘤的鉴别诊断

	炎性假瘤 （泪腺型） （图 2-2-25）	泪腺混合瘤 （图 2-2-26）	泪腺腺样囊性癌 （图 2-2-27）	皮样囊肿 （图 2-2-28）
好发年龄	成年人	40～50 岁	中青年,女性多见	青年人
坏死、囊变	无	较大者常有囊变坏死	少数伴液化坏死	多数呈囊性
钙化	无	少数内可见钙化	少数散在点状钙化	无
眶壁骨质	无骨质破坏	压迫性吸收,恶性者眶壁骨质溶骨性破坏	虫蚀状破坏	压迫改变

	炎性假瘤 （泪腺型） （图 2-2-25）	泪腺混合瘤 （图 2-2-26）	泪腺腺样囊性癌 （图 2-2-27）	皮样囊肿 （图 2-2-28）
CT 表现	泪腺增大，眶部增大明显，常累及眼外肌、眼睑等结构	眼眶外上象限椭圆形或圆形肿块，呈等密度，边界清楚	类圆形或扁平状，边界不规则，易沿眶外壁呈扁平状向眶尖区生长	类圆形低密度囊性病变
强化特点	明显强化	轻中度不均匀强化	中度至明显强化	不强化
备注	临床表现为眼睑外侧红肿，皮质激素治疗有效	—	—	—

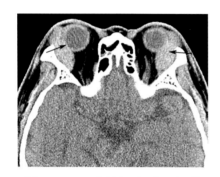

图 2-2-25　炎性假瘤（泪腺型）
CT 平扫显示双侧泪腺弥漫性
肿大（→），以睑部为著，
密度均匀，后角仍为锐角

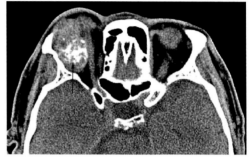

图 2-2-26　泪腺混合瘤
CT 平扫显示右眶外上部泪腺区不规则肿块
（→），密度不均，可见多发沙粒状钙化及囊
性低密度区，右眶外上壁骨质受压变薄，
可见分叶状压迹。肿块向眶尖侧生长

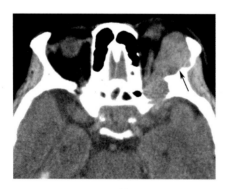

(A) 平扫

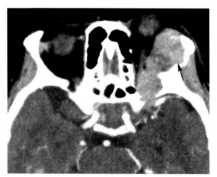

(B) 增强

图 2-2-27　泪腺腺样囊性癌
（A）显示左眶外上象限泪腺区至眶尖不规则肿块（→），眼眶外壁受压并见蚕食破坏；
（B）显示肿块中度不均匀强化（→），并破坏眶上裂，侵及颅内

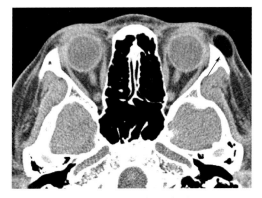

图 2-2-28　皮样囊肿

CT 平扫显示左眶外上部卵圆形囊性占位（→），内呈均匀脂肪密度，可见中等密度包膜，边界清楚光滑

三、耳部疾病鉴别诊断

1. 外耳道耵聍栓塞与胆脂瘤的鉴别诊断

	耵聍栓塞 （图 2-3-1）	胆脂瘤 （图 2-3-2）
发病年龄	年轻人	中老年人
症状	有传导性耳聋、耳痛、耳闷胀感、耳鸣	多为无痛性肿块，无听力下降，当鼓膜受侵时有听力下降
肿块位置	多为双侧，充满外耳道	多为单侧，后壁或下壁最常见，靠近鼓膜
周围骨壁	无骨质破坏，或骨性外耳道呈膨胀性扩大、但无骨质破坏	肿块处骨壁破坏、变形，并有小死骨，乳突和鼓室亦可受累

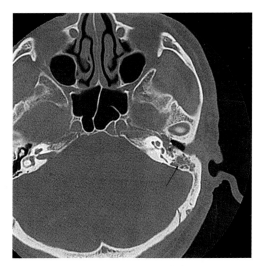

图 2-3-1　耵聍栓塞

CT 平扫显示左侧外耳道内多发软组织密度影（→），邻近骨壁未见异常

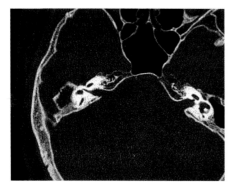 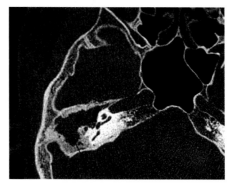

(A) 平扫一　　　　　　　　　　　　　　(B) 平扫二

图 2-3-2　胆脂瘤

（A）示右侧乳突硬化型，鼓室鼓窦明显扩大，骨壁光滑清楚，其内为
软组织密度影充填（→）；听骨链破坏消失；（B）示鼓窦入口开大，
并可见骨质破坏（→）

2. 慢性中耳乳突炎的鉴别诊断

	单纯型 （图 2-3-3）	肉芽肿型	胆脂瘤型 （图 2-3-2）	结核性
耳聋	传导性聋,轻	早期传导性聋、晚期混合性聋	早期传导性聋、晚期混合性聋,听力下降明显	早期传导性聋,多发展较快,后期为混合性聋
耳漏	黏液性或黏液脓性,量多不臭	黏稠脓性,量少;有活动性骨质破坏者,脓多而臭	脓稠厚,量少,可含乳酪样污物,有特殊腥臭	分泌物稀薄,呈水样
鼓室穿孔	紧张部中央性穿孔	边缘性或大穿孔	松弛部穿孔或后上缘穿孔	早期有鼓膜充血,后期出现中央大穿孔
CT表现	鼓室内及乳突部黏膜增厚,无骨质破坏	鼓室周围及乳突部骨质破坏轻,边缘不清	鼓室及乳突骨质破坏明显,听小骨可破坏,可见软组织肿块	鼓室及乳突软组织病灶,伴有不规则骨质破坏,内可见死骨,乳突骨质可硬化

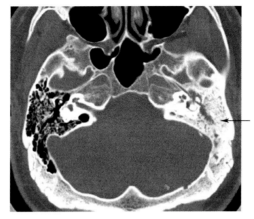

图 2-3-3 慢性中耳乳突炎（单纯型）
CT 平扫显示左侧乳突混合型、硬化增白，左侧鼓室及鼓窦内充满
密度增高影（→）但不扩大，无骨质破坏，听骨链完整

3. 鼓室内软组织肿块的鉴别诊断

	胆脂瘤 （图 2-3-4）	胆固醇肉芽肿	鼓室球瘤 （图 2-3-5）	面神经鞘瘤
周围骨质	Prussak 间隙扩张，骨质破坏，边缘清、硬化	无破坏或轻度破坏	骨破坏仅限于鼓室下壁，颈静脉窝扩大	鼓室段面神经管破坏
听小骨	多破坏	无破坏或轻度破坏	无破坏，多包绕	可有破坏移位
CT 表现	上鼓室内软组织密度影	上鼓室或鼓室内软组织密度影	颈静脉窝处软组织密度肿块影	中耳腔和乳突内软组织密度影
强化特点	无或轻度周边强化	无强化或周边强化	强化明显	强化明显

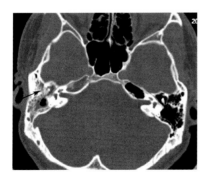

图 2-3-4 胆脂瘤
CT 平扫显示上鼓室内软组织
密度影（→），听小骨被侵蚀，
且向外移位，鼓室壁略开大

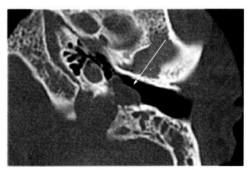

图 2-3-5 鼓室球瘤
CT 平扫显示颈静脉窝处软组织
密度肿块影（→），鼓室下壁
破坏，颈静脉窝扩大

4. 岩尖囊性病变的鉴别诊断

	胆固醇肉芽肿（图 2-3-6）	胆脂瘤（图 2-3-7）	黏液囊肿	岩尖脑膨出	颈内动脉假性动脉瘤（图 2-3-8）
病灶形态	囊性,边界光滑	囊性,边界光滑	囊性,边缘光滑	囊状,边缘光滑	囊状,边缘欠光滑
岩尖改变	部分或全部岩尖膨大	岩尖膨大,边缘光滑,有硬化	部分岩尖膨大,可有边缘硬化	膨大,病变与Meckel腔连续	岩尖骨质破坏,颈动脉管扩张
CT密度	与脑组织等密度	与脑脊液等密度	与脑脊液等密度	与脑实质等密度	呈等密度
强化特点	仅包膜强化	无强化	无强化	轻度环形强化	不均匀强化
备注	—	—	—	—	MRA 和 DSA 可确诊

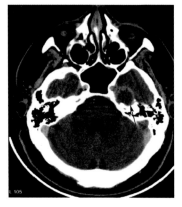

图 2-3-6　胆固醇肉芽肿

增强扫描显示岩尖部囊性
病灶（→），边界光滑，包膜强化

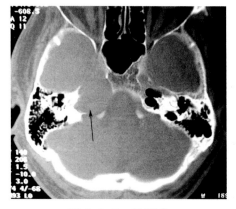

图 2-3-7　胆脂瘤

CT 平扫显示右侧岩尖部囊性低密度灶（→），
与脑脊液等密度，岩尖骨质破坏、膨大

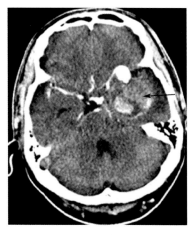

(A) CT 增强

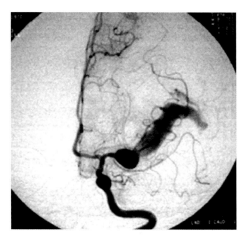

(B) DSA

图 2-3-8　颈内动脉假性动脉瘤

（A）显示岩尖部囊状明显强化血管影，周围可见混杂囊性密度影（→）；（B）确诊动脉瘤伴假性动脉瘤形成

5. 岩尖实性病变的鉴别诊断

	脑膜瘤 (图 2-3-9)	软骨肉瘤 (图 2-3-10)	脊索瘤 (图 2-3-11)
好发部位	岩骨后部宽基底肿块	岩枕裂或蝶枕裂间不规则肿块	颅底中线斜坡处不规则肿块
岩尖改变	受压改变	骨质破坏	骨质破坏
信号特征	均匀较高密度或等密度肿块	不规则软组织密度肿块	略高密度软组织肿块
强化特点	均匀强化,可见脑膜尾征	明显强化或点状强化	不均匀轻微强化
备注	CT 上可见点状或沙粒样钙化	CT 上可见点片状或爆玉米花样钙化	CT 上可见多发不规则钙化

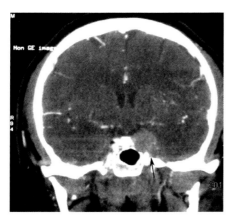

(A) 增强(冠状位)　　　　　　　　　　(B) 增强(轴位)

图 2-3-9　岩尖部脑膜瘤

左侧岩尖部宽基底肿块 （→），密度均匀，均匀强化

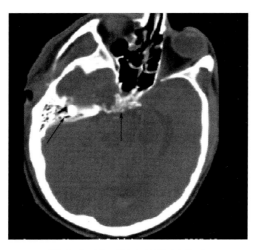

图 2-3-10　岩尖部软骨肉瘤

CT 平扫显示岩尖部不规则软组织肿块影 （→），岩尖部骨质破坏，并可见点片状或爆玉米花样钙化

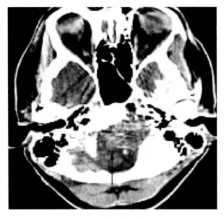 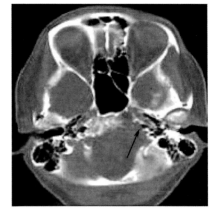

(A) 平扫脑组织窗　　　　　　　　　　(B) 平扫骨窗

图 2-3-11　岩尖部脊索瘤

（A）枕骨斜坡不规则软组织密度肿块影（→）；（B）左侧岩骨尖骨质破坏（→）

四、鼻旁窦和鼻腔疾病鉴别诊断

1. 鼻腔常见疾病的鉴别诊断

	鼻息肉 （图 2-4-1）	内翻乳头 状瘤 （图 2-4-2）	血管瘤 （图 2-4-3）	淋巴瘤 （图 2-4-4）	嗅神经 母细胞瘤 （图 2-4-5）	鼻腔癌 （图 2-4-6）
好发 年龄	成年人	40 岁以上 男性	中青年人	中年男性	11～20 岁、 51～60 岁	中老年人
好发 部位	中鼻道和筛 窦，单侧或双侧 发病	鼻腔外侧壁 中后部，单侧 发病	邻近中下鼻 甲黏膜或鼻 中隔	鼻腔前部或 下鼻甲	鼻腔上部、筛 窦顶，常侵犯眼 眶或颅内	鼻腔，常侵犯鼻 窦、眼眶、颅底等 结构
CT 表现	低密度或中 等密度多发结 节影，边界光滑	规则或不规 则软组织团块 影，边界较清楚	软组织肿块， 边缘光滑，有时 可见静脉石	单发类圆形 软组织肿块，密 度不均匀，内可 见坏死	不规则软组 织密度肿块，边 界不清，少数可 见钙化	不规则软组织 肿块，边缘不光滑
鼻窦 骨质	可侵蚀骨质， 也可伴骨质硬化	上颌窦内侧 壁多外压性改 变，恶性者可侵 蚀破坏	压迫性骨吸 收或膨大	鼻甲破坏，肿 瘤较大时可破 坏周围骨质	邻近骨质侵 蚀破坏	多侵袭性、溶骨 性破坏
强化 特点	轻度环形或 无强化	轻至中度 强化	明显强化	轻至中度 强化	中度强化	轻至中度强化
备注	—	易复发和 恶变	—	多为非霍奇金 淋巴瘤(NHL)	—	—

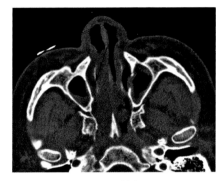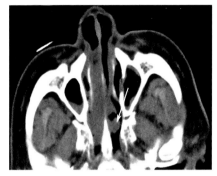

(A) 骨窗 (B) 软组织窗

图 2-4-1 鼻息肉 CT 平扫

（A）示鼻甲骨质破坏，残存骨壁略增厚，双侧鼻腔内见不规则形密度增高影（→），
双侧上颌窦黏膜增厚；（B）示双侧鼻腔内不规则形密度增高影（→），
双侧上颌窦黏膜增厚

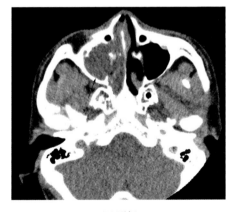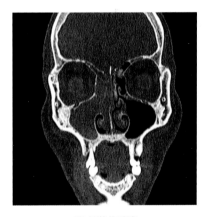

(A) 平扫 (B) 冠状位重建

图 2-4-2 内翻乳头状瘤

（A）显示右侧鼻腔内不规则软组织团块（→），直达后鼻孔，内可见骨质破坏；
（B）显示右侧上颌窦内侧壁、中下鼻甲受压移位

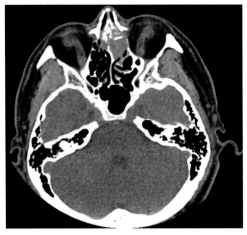

图 2-4-3 血管瘤

平扫显示左侧前组筛窦可见软组织
肿块，以鼻中隔为中心，内可见骨质
破坏，边缘尚光滑，鼻后孔狭窄

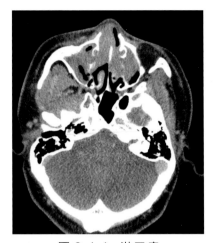

图 2-4-4 淋巴瘤

CT 平扫显示双侧筛窦内软
组织肿块，密度不均匀，
内见坏死及钙化

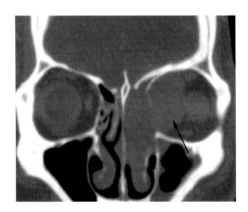

图 2-4-5 嗅神经母细胞瘤

CT 平扫显示左侧鼻腔上部及筛窦顶不规则软组织密度肿块（→），边界不清，左眼眶受侵，邻近骨质破坏

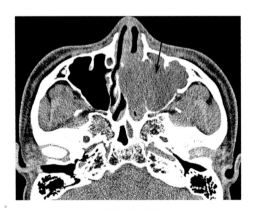

(A) 平扫(轴位)

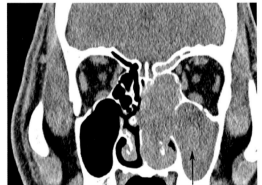

(B) 平扫(冠状位)

图 2-4-6 鼻腔癌

左鼻腔不规则软组织密度团块影（→），侵入左筛窦，破坏筛窦、上颌窦内侧壁及鼻甲骨质

2. 鼻旁窦常见疾病的鉴别诊断

	化脓性鼻窦炎 （图 2-4-7）	真菌性鼻窦炎 （图 2-4-8）	内翻乳头状瘤 （图 2-4-2）	鼻息肉 （图 2-4-1）	鳞状细胞癌 （图 2-4-9）
好发年龄	各年龄段	各年龄段	40 岁以上男性	成年人	中老年人
好发部位	双侧多见,各窦腔均可发生	上颌窦最常见,通常只侵犯一个鼻窦	单侧多见,常起自鼻腔外侧壁,向上颌窦侵犯	中鼻道和筛窦,单侧或双侧发病	50%～65% 起源于上颌窦
CT 表现	鼻窦黏膜不规则增厚,常合并息肉,急性期可见气—液平面	软组织肿块,常伴有斑块状、沙粒状钙化	规则或不规则软组织密度肿块,边界较清楚	多发结节、边界光滑或弥漫不规则软组织密度影	不规则肿块,可伴出血、囊变,少数伴钙化
鼻窦骨质	增厚、硬化为主	破坏多位于上颌窦内壁,其余窦壁骨质增生肥厚	受压变薄,大肿块可破坏骨质	骨质受侵或骨质硬化	弥漫性骨质破坏
强化特点	边缘强化	无强化或外周炎症时边缘明显强化	中度较均匀强化	边缘波纹状或锯齿状强化,少数不均匀强化或无强化	中至重度不均匀强化

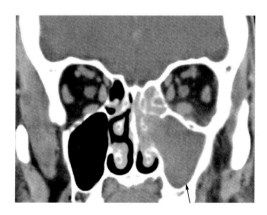

图 2-4-7　化脓性鼻窦炎
CT 平扫显示左侧上颌窦、筛窦黏膜
不规则增厚,其内可见软组织
密度影（→）,合并少量
液性低密度影

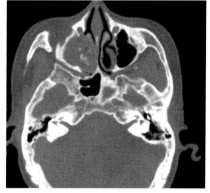

图 2-4-8　真菌性鼻窦炎
CT 平扫显示筛窦内软组织肿块影,
其内伴有沙粒状钙化,
筛窦窦壁骨质吸收破坏,局部骨质硬化

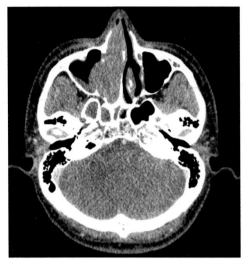
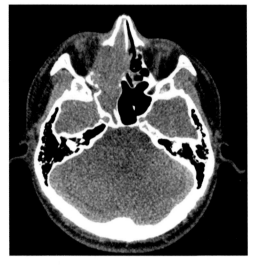

| (A) 平扫 | (B) 增强 |

图 2-4-9　鳞状细胞癌

（A）显示右侧筛窦、蝶窦、额窦内不规则肿块影，密度欠均匀，额窦前壁、中
上颌窦内壁多发骨质破坏；（B）显示实质部分明显强化

3. 鼻旁窦囊肿的鉴别诊断

	黏膜下囊肿 （图 2-4-10）	黏液囊肿 （图 2-4-11）	牙源性囊肿 （图 2-4-12）
病因	由于黏液腺导管阻塞，黏液积存，腺腔扩大所致；或由于血浆外渗，积存在黏膜下层而导致	由于窦口阻塞而造成窦腔膨胀性病变	由于牙齿发育障碍或牙齿病变所引起囊肿，包括含牙囊肿和根尖囊肿
好发年龄	无年龄段差别	中老年人	青年人
好发部位	常见于上颌窦	额窦多见，其次为筛窦、上颌窦和蝶窦	上颌牙槽突或上颌窦前壁的骨内
CT表现	类圆形均匀低密度或软组织密度影，沿窦壁走行，边界光滑	类圆形均匀低密度或等密度影，多数较大	囊状透亮区，内含完整或不完整牙齿
鼻窦骨质	骨质轻度硬化	窦壁膨胀变薄、局部吸收	周围骨质受压，吸收变薄
强化特点	囊壁轻度强化	囊壁轻度强化	囊壁轻中度环形强化

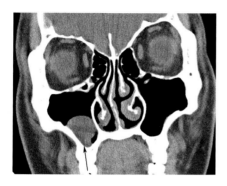

图 2-4-10　上颌窦黏膜下囊肿
CT 平扫显示右上颌窦内半球形
囊状水样密度增高影（→）

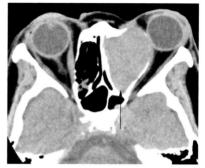

图 2-4-11　筛窦黏液囊肿
CT 平扫显示左筛窦囊状膨大，内可见
均匀密度增高影（→），间隔消失，
筛骨纸板向眶内突出，吸收变薄、消失

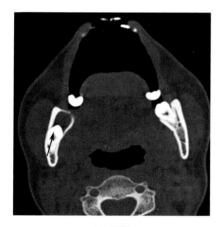

(A) 平扫

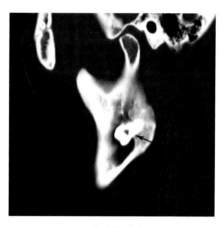

(B) 矢状位重建

图 2-4-12　牙源性囊肿
（A）显示右侧第三磨牙区囊性占位（→），边缘光滑锐利，包绕未萌出的第三磨牙牙冠；
（B）显示囊肿包绕第三磨牙牙冠（→），并附着于其牙颈部，牙根在囊肿外

4. 起源于鼻旁窦骨质疾病的鉴别诊断

	骨化性纤维瘤 （图 2-4-13）	骨纤维性结构不良 （图 2-4-14）	骨瘤 （图 2-4-15）
临床特征	面部畸形、头痛	面部膨胀，不对称	多无症状
好发年龄	青少年	幼年发病	20～40 岁
好发部位	下颌骨、上颌骨	上颌骨、鼻旁窦	额骨、筛骨、上颌骨
囊变、坏死	多结节状囊变区	有	无
钙化或骨化	磨玻璃样、斑点状、条索状	磨玻璃样	骨小梁细致均匀

	骨化性纤维瘤 (图 2-4-13)	骨纤维性结构不良 (图 2-4-14)	骨瘤 (图 2-4-15)
CT 表现	高密度不均质骨化肿块，多为类圆形，可分叶，边缘光滑清楚，可恶变	骨质膨胀变形，内可见不同程度骨质增生，边界不清	与骨质相连的高密度肿块，呈类圆形、分叶状，多为骨松质型，骨皮质完整
强化特点	瘤体内实质部分强化	不同程度强化	无强化

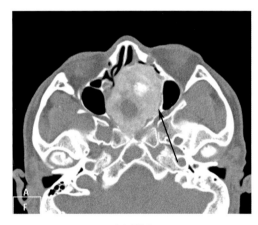
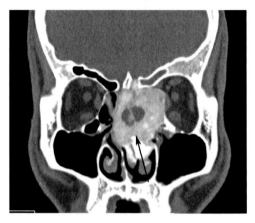

(A) 平扫   (B) 冠状位重建

图 2-4-13　骨化性纤维瘤

（A）显示筛骨内不规则形分叶状骨性密度团块（→），边界清楚，内部密度不均，可见磨玻璃密度囊变区及骨化、钙化区，骨膨胀变形，突入左眶；（B）显示病变突破左筛骨水平板突入颅内（→）

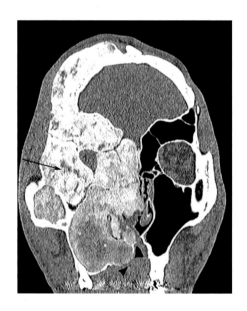

图 2-4-14　骨纤维性结构不良

CT 平扫显示右侧骨质膨胀增厚，呈磨玻璃密度改变（→），边界不清，多骨受累

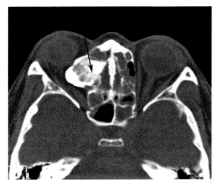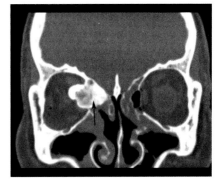

(A) 平扫   (B) 冠状位重建

图 2-4-15 骨瘤

右筛窦不均匀骨性密度肿块（→），内见骨小梁及不规则透光区，边缘见
象牙质高密度，病变突入右眶腔

五、咽喉部疾病鉴别诊断

1. 颈部常见疾病的鉴别诊断

	淋巴结转移 （图 2-5-1）	淋巴瘤 （图 2-5-2）	神经鞘瘤 （图 2-5-3）	颈动脉体瘤 （图 2-5-4）	脂肪瘤 （图 2-5-5）	颈部脓肿 （图 2-5-6）	淋巴结结核 （图 2-5-7）
好发年龄	成年人	50 岁以上，男性	中年人	30 ～ 40 岁，女性	青壮年	各年龄组均可	多为青年女性
好发部位	颈动脉鞘后方或前方	咽后组、颈静脉链周围及颈后三角区	颈动脉和颈内静脉后方	颈动脉分叉部、胸锁乳突肌前内侧	咽旁间隙	咽旁间隙	颈静脉链周围、颈后三角区、锁骨上
周围结构	脂肪间隙部分或全部消失	咽旁间隙受压外移	颈动静脉向外或向前移位	颈内外动脉分离，颈内静脉后外移位	咽旁间隙扩大，周围结构受压	软组织肿胀，脂肪间隙消失	软组织肿胀，脂肪间隙消失
出血、坏死、囊变	中心坏死	坏死少见	可见囊变、坏死	一般无	无	中心坏死	中心坏死
CT 表现	类圆形稍低密度，少数呈分叶状，直径≥10mm	结节型、弥漫型，呈软组织密度	圆形或卵圆形等密度或稍低密度肿块	梭形或长椭圆形均匀软组织密度	团块状脂肪密度影	类圆形，囊壁呈等密度，囊内呈低密度	多个分隔及多发结节状低密度灶
强化特点	边缘不规则中度强化	轻中度强化，少数边缘强化	轻中度不均匀强化	显著强化，不均匀	无强化	环状强化	边缘强化

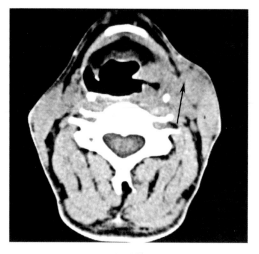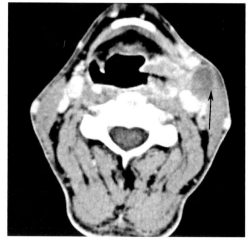

(A) 平扫   (B) 增强

图 2-5-1　梨状隐窝癌淋巴结转移

（A）显示左颈动脉间隙卵圆形结节（→），密度不均，边缘模糊；

（B）显示肿块不规则环形强化（→），中心坏死区无强化

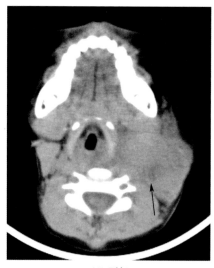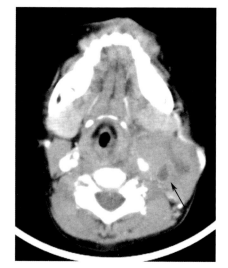

(A) 平扫   (B) 增强

图 2-5-2　淋巴瘤

（A）显示左颈后三角浸润生长软组织肿块（→），密度不均，与颈部
肌群分界不清，皮下脂肪受侵；（B）显示肿块轻度强化（→），内可见
多发不规则无强化区，颈内、颈外动脉受压内移

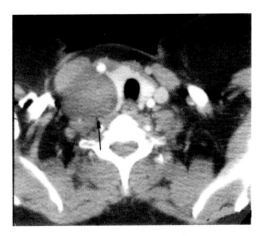

图 2-5-3　神经鞘瘤

CT 增强扫描显示右颈部卵圆形稍低
密度肿块影（→），位于颈动脉
和颈内静脉后方，增强扫
描轻微强化，颈动静脉向前移位

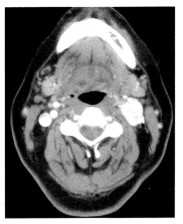

图 2-5-4　颈动脉体瘤

CT 增强扫描显示左侧颈内外动脉
分离，其间可见梭形均匀
软组织密度肿块影（→），明显强化

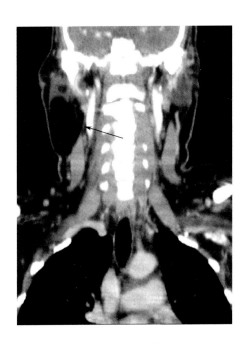

图 2-5-5　颈部脂肪瘤

CT 增强扫描显示右颈部团块状脂肪密度影（→），未见强化

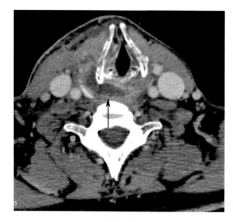
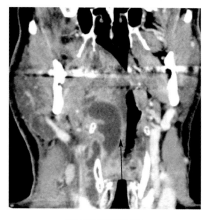

(A) 增强(轴位)   （B) 增强(冠状位)

图 2-5-6　颈部脓肿

（A）显示右侧咽旁间隙液体密度影（→），增强扫描可见环形强化；

（B）显示病变弥漫性分布，呈多灶性液体密度改变（→），累及右侧下咽部

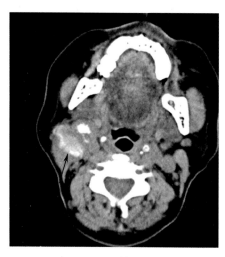
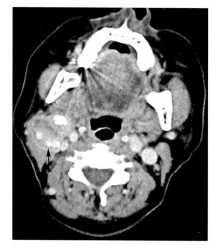

(A) 平扫   （B) 增强

图 2-5-7　颈部淋巴结结核

（A）显示右颈静脉周围多发融合的肿大淋巴结，密度不均，可见低密度区及多发斑点状、
结节状及斑片状钙化（→）；（B）显示病变呈环形强化，内部坏死区无强化（→）

2. 颈部囊性病变的鉴别诊断

	淋巴管瘤 （图 2-5-8）	第二鳃裂囊肿 （图 2-5-9）	甲状舌管囊肿 （图 2-5-10）	结节性甲状腺肿囊性变 （图 2-5-11）
好发年龄	2 岁以前	儿童、青少年	青年、中年	30 岁以上女性
好发部位	颈动脉间隙或颈外侧间隙	胸锁乳突肌前缘处	舌骨下方至胸骨切迹之间中线或略偏侧	甲状腺，病灶较大时突出颈部表面

	淋巴管瘤 (图2-5-8)	第二鳃裂囊肿 (图2-5-9)	甲状舌管囊肿 (图2-5-10)	结节性甲状腺肿囊性变 (图2-5-11)
CT表现	单房或多房囊性低密度影,边界清楚	圆形或卵圆形低密度影,壁薄而均匀光滑	圆形低密度影	类圆形低密度影,病灶内出现结节或沙粒样钙化提示癌变
强化特点	囊壁及分隔轻度强化	囊壁轻微强化	囊壁强化	周围实质强化

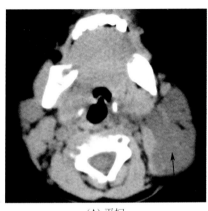 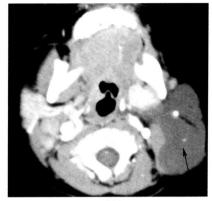

(A) 平扫   (B) 增强

图2-5-8 淋巴管瘤

(A) 显示左颈部不规则形囊状液性低密度占位 (→),密度不均,可见分隔样影及条形脂肪密度影,边缘光整;(B) 显示病变内线状分隔样强化 (→),血管在其内穿行

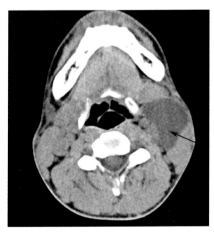 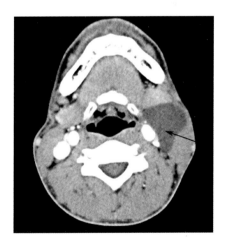

(A) 平扫   (B) 增强

图2-5-9 第二鳃裂囊肿

(A) 显示左颈部胸锁乳突肌前缘深面不规则囊性肿物 (→),边缘清晰锐利;(B) 显示肿物无强化效应 (→),位于颈动静脉外侧

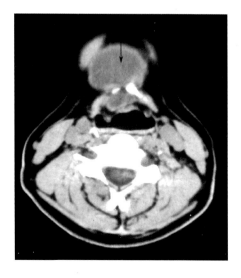

图 2-5-10　甲状舌管囊肿

CT 平扫显示中线处薄壁哑铃状囊性肿物（→），跨越舌骨前后方，边缘光整，密度均匀

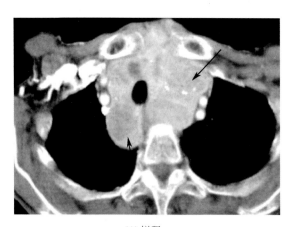

(A) 增强

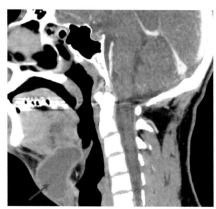

(B) 矢状位重建

图 2-5-11　结节性甲状腺肿囊性变

（A）显示甲状腺弥漫性肿大并向胸骨后方延伸，增强扫描其内密度不均，
可见液性坏死区（→）；（B）显示较大类圆形低密度影（→）

3. 鼻咽部疾病的鉴别诊断

	鼻咽癌 （图 2-5-12）	纤维血管瘤 （图 2-5-13）	淋巴瘤 （图 2-5-14）	恶性肉芽肿 （图 2-5-15）	脊索瘤 （图 2-5-16）	横纹肌肉瘤 （图 2-5-17）	腺样体肥大 （图 2-5-18）
好发年龄	中年男性	青少年男性	50 岁以上男性	20～50 岁	20～40 岁	6 岁以下	小儿

	鼻咽癌 (图 2-5-12)	纤维血管瘤 (图 2-5-13)	淋巴瘤 (图 2-5-14)	恶性肉芽肿 (图 2-5-15)	脊索瘤 (图 2-5-16)	横纹肌肉瘤 (图 2-5-17)	腺样体肥大 (图 2-5-18)
好发部位	鼻咽顶部，其次为侧壁和咽隐窝	蝶骨体、枕骨斜坡、鼻后孔的骨膜	鼻咽顶部，可侵犯咽隐窝、鼻腔、口咽部	鼻咽部或鼻腔内	枕骨斜坡，沿中线向前向后发展	鼻咽部	鼻咽顶后壁中线处
周围结构	颅底骨质侵袭性破坏	骨质压迫性吸收破坏	颅底骨质很少破坏	膨胀性骨质破坏，较广泛	局部骨质破坏，可形成骨外肿块	骨质轻度膨胀、溶骨性破坏	周围骨质可轻度受压
颈部淋巴结	有颈淋巴结肿大，中央常坏死	无肿大	颈部淋巴结肿大，中央很少坏死	少数可肿大	一般无肿大	颈深淋巴结肿大、融合	无肿大
CT 表现	早期咽隐窝变浅、闭塞，中晚期等密度软组织肿块	等密度软组织肿块，边界清楚，密度均匀	鼻咽部软组织弥漫性增厚，范围较广，坏死少见	不清楚的软组织肿块，侵犯周围间隙，鼻中隔穿孔	分叶状混杂密度肿块，内可见钙化	较大的软组织肿块	鼻咽顶壁和后壁软组织对称性增厚
强化特点	轻至中度强化	明显强化	轻至中度强化	中度强化	中度或明显强化	明显强化	轻度强化，黏膜线完整

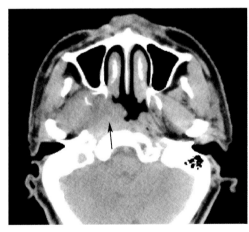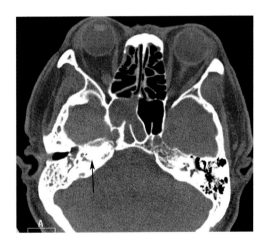

(A) 平扫　　　　　　　　　　　　　　　　(B) 骨窗

图 2-5-12　鼻咽癌

（A）显示以右侧咽隐窝为中心的软组织肿块（→），咽腔变形，深部侵犯咽旁间隙，与翼内肌分界不清；
（B）显示右岩尖及颅中窝底骨质破坏、毛糙（→），破裂孔开大，右侧中耳乳突内不含气，
为继发分泌性中耳乳突炎

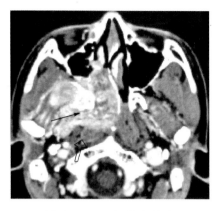

图 2-5-13　纤维血管瘤

CT 增强扫描显示右侧鼻咽病变向前延伸
达鼻腔、翼腭窝（⇨），使之开大、
骨质移位；向外延伸达颞窝及颞下窝；
增强肿块明显强化（→），密度不均匀，
并见多发血管样强化

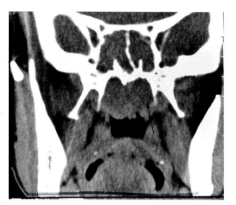

图 2-5-14　淋巴瘤

CT 平扫显示鼻咽顶部软组织弥漫性
增厚（→），范围较广，边界不清

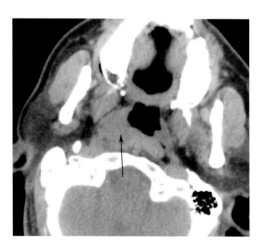

图 2-5-15　恶性肉芽肿

CT 平扫显示鼻咽部软组织肿块（→），
边界不清，侵犯周围间隙

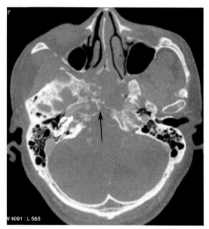

图 2-5-16　脊索瘤

CT 平扫显示枕骨斜坡弥漫性骨质破坏
并沿中线向前向后发展，鼻咽部形成
软组织肿块影，其内可见
斑点状钙化灶（→）

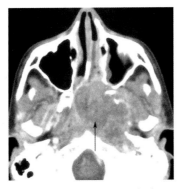

图 2-5-17 横纹肌肉瘤

CT 增强扫描显示鼻咽部巨大的软组织
密度肿块影（→），广泛累及咽旁间隙、
颈动脉间隙及翼腭窝，边缘出现强化

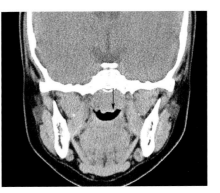

图 2-5-18 腺样体肥大

冠状位平扫显示鼻咽顶后壁软
组织影增多，密度均匀，
表面不光整，有纵行沟（→）

4. 喉部结节状病灶的鉴别诊断

	喉癌 （图 2-5-19）	声带息肉	乳头状瘤 （图 2-5-20）	喉血管瘤 （图 2-5-21）
好发年龄	50～70 岁男性	中青年	各年龄段均可	青少年
好发部位	声带前中 1/3、会厌	声带前中 1/3 边缘	单发位于声带,多发 还可位于声门下区等	声带上或声带附近
邻近软骨	常受侵	无受侵	无受侵	无受侵
颈淋巴结转移	有	无	无	无
CT 表现	声带增厚或隆起,晚 期不规则肿块,等密度 或稍高密度	软组织密度带蒂结 节,边缘光整	不规则软组织密度, 边界清楚,突向喉室	有蒂或无蒂不规则 软组织密度肿块
强化特点	中度强化	明显强化	较明显强化	明显强化
备注	喉镜确诊	喉镜确诊	喉镜确诊	病灶内可见钙化

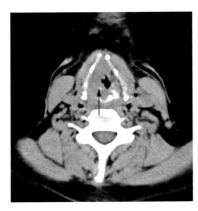

(A) 平扫

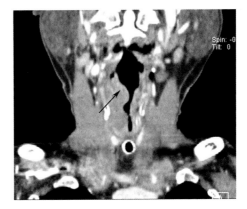

(B) 冠状位重建

图 2-5-19 喉癌

癌肿广泛侵及右侧声门上下（→），并越过中线达对侧，前联合增厚；喉旁间隙
消失，病变破坏喉软骨，向喉外浸润

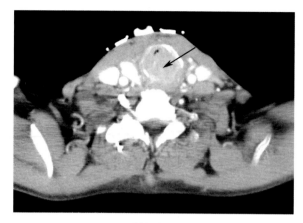
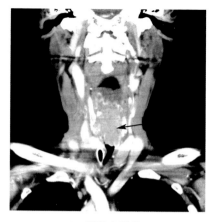

(A) 增强(轴位)　　　　　　　　　　　　　　　(B) 增强(冠状位)

图 2-5-20　乳头状瘤恶变

声门及声门下区可见不规则软组织密度肿块影（→），边界清楚，突向喉室及声门下区

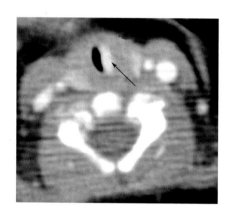

图 2-5-21　喉血管瘤

CT 增强扫描显示声带附近不规则软组织密度肿块（→），明显强化

5. 腮腺良恶性肿瘤的鉴别诊断

	良性肿瘤 （图 2-5-22）	恶性肿瘤 （图 2-5-23）
大小	较小,常<3cm	肿物多较大
病灶形态、边缘	形态规则,边界清楚	形态不规则,呈分叶状,边界模糊
侵及邻近组织结构	罕见	常见
CT 密度	均匀软组织密度或有囊变	肿块内可见低密度坏死区
强化特点	均匀或环形轻中度强化	不均匀中度强化
淋巴结肿大	罕见	常见
临床病史	常见于青壮年,病程长,无疼痛	发病年龄较大,短期内增大,有疼痛及相应神经症状

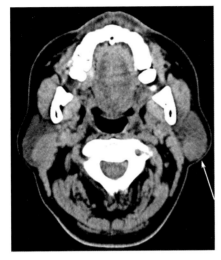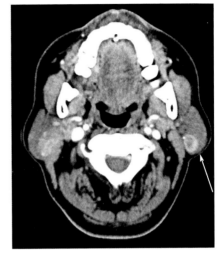

(A) 平扫　　　　　　　　　　　　　(B) 增强

图 2-5-22　腮腺良性肿瘤

（A）显示双侧腮腺浅叶后下象限各有一类椭圆形软组织密度肿物（→），
密度不均，境界清楚；（B）显示动脉期肿块明显不均匀强化（→）

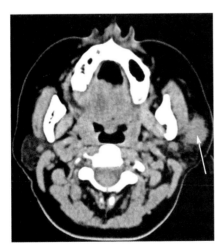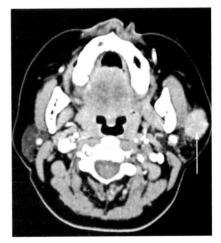

(A) 平扫　　　　　　　　　　　　　(B) 增强

图 2-5-23　腮腺恶性肿瘤（黏液表皮样癌）

（A）显示左侧腮腺分叶状低密度肿块（→），边缘毛糙，有毛刺；
（B）显示肿块明显强化，欠均匀（→）

6. 唾液腺常见肿瘤的鉴别诊断

	多形性腺瘤 （图 2-5-24）	恶性混合瘤 （图 2-5-25）	乳头状囊腺瘤 （图 2-5-26）	黏液表皮样癌 （图 2-5-23）	腺样囊性癌 （图 2-5-27）	唾液腺脓肿 （图 2-5-28）
临床特点	中老年女性多见，生长缓慢，质软、韧、可活动	常由多形性腺瘤恶变而来，质韧，活动差，表面溃疡、粘连	老年男性多见，双侧或多个活动肿块，质软，有波动感	中年女性多见，生长缓慢，质软、面瘫，皮肤粘连	中老年男性，生长慢，质硬	儿童、成人均可发生，一般由慢性唾液腺炎发展而来，病变区红肿
好发部位	腮腺	腮腺	腮腺后下极	腮腺	小唾液腺	腮腺
病灶形态	圆形或分叶状，边缘清	恶性者边界不清	类圆形或椭圆形	不规则，边界不清	不规则，边界不清	不规则
出血、坏死、囊变	均可见	易坏死	易囊变、坏死	可囊变、坏死	可囊变、坏死	内可有液-液平面
CT 表现	类圆形肿块，边界清楚，推移周围结构，可见沙粒状钙化	类圆形或分叶状稍高密度肿块，边界不清，周围骨质破坏	腮腺内多发小囊状病灶，内呈液性密度	密度不均的软组织肿块，边界不清，浸润生长	实质性不规则肿块，沿神经侵犯颅底及深部间隙	类圆形肿块，呈等密度，内可见液化坏死，边界不清
强化特点	多为中等程度强化	不均匀强化	轻微至中度强化	不均匀强化	不均匀强化	脓肿壁强化

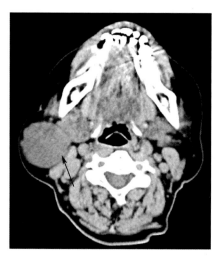
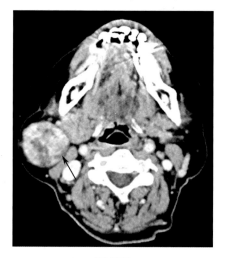

(A) 平扫   (B) 增强

图 2-5-24　腮腺多形性腺瘤

（A）显示右腮腺浅叶类圆形软组织密度肿物，边缘清楚光滑（→）；（B）显示肿物不均匀明显强化（→）

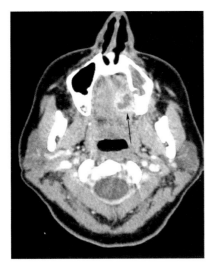

图 2-5-25 颌下腺恶性混合瘤

左颌下腺区可见类圆形肿块影（→），边界不清，
增强扫描显示花环状强化，周围骨质破坏

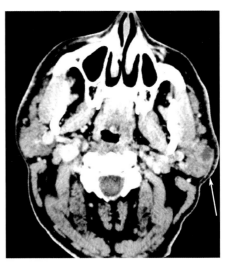

图 2-5-26 乳头状囊腺瘤

CT 增强扫描显示左侧腮腺内多
发小囊状病灶，内呈液性密度（→）

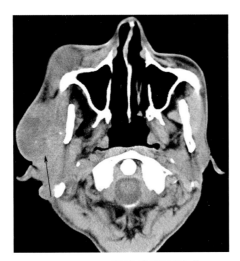

图 2-5-27 腮腺腺样囊性癌

CT 平扫显示右侧腮腺区囊实
性团块影（→），内可见散在点状
钙化，广泛侵犯，边界不清

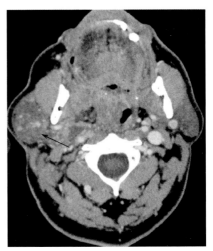

图 2-5-28 腮腺脓肿

CT 增强显示腮腺弥漫性肿胀，其内密度
不均，内可见液化坏死，边界
不清，并向邻近组织蔓延（→）

7. 甲状腺常见疾病的鉴别诊断

	甲状腺囊肿 （图 2-5-29）	甲状腺腺瘤 （图 2-5-30）	结节性甲状腺肿 （图 2-5-31）	甲状腺癌 （图 2-5-32）
临床特征	质软、囊性、无压迫感	光滑、质硬的结节，可随吞咽运动	质软或中等硬度的多个结节	质硬、固定的颈部肿块，可有声音嘶哑
甲状腺肿大	单侧	单侧	双侧	单侧
病灶形态	圆形或椭圆形，囊壁完整光滑	类圆形，边缘光滑锐利	单发者边界清，多发者边界不清	不规则或分叶状肿块，边缘不规则、边界模糊
出血、坏死、囊变	囊性	可出血、囊变	易囊变，可出血	可囊变，囊壁可见乳头状结节
钙化	边缘钙化	少见，少数边缘钙化	边缘弧形或粗斑点状钙化	乳头状癌呈沙砾样钙化、髓样癌粗或细钙化
周围浸润	无	无	无	常见
淋巴结肿大	少见	少见	少见	常见
CT 密度	低密度肿块	结节密度低于正常甲状腺或呈囊性低密度	低密度或混杂密度结节	不规则高低混杂密度肿块
强化特点	不强化或环形强化	均匀强化或环形强化	实性结节不同程度强化	不均匀强化，结节明显强化
备注	甲状腺功能正常	—	—	超声和核素辅助检查

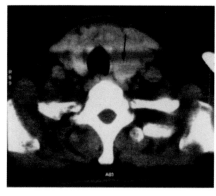

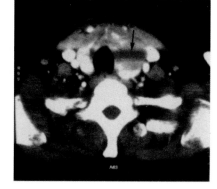

(A) 平扫　　　　　　　　　　　　　(B) 增强

图 2-5-29　甲状腺囊肿

（A）显示左侧甲状腺内椭圆形低密度灶（→）；（B）病变显示清晰，未见强化，囊壁完整光滑（→）

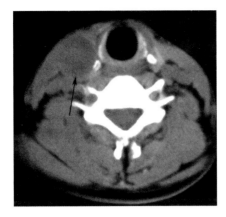
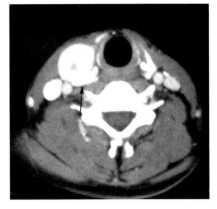

(A) 平扫   (B) 增强

图 2-5-30　甲状腺腺瘤

（A）显示右侧甲状腺内类圆形稍低密度灶，边缘光滑锐利（→）；（B）显示病变均匀强化（→）

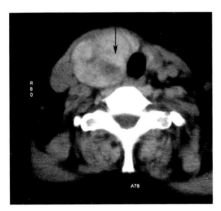
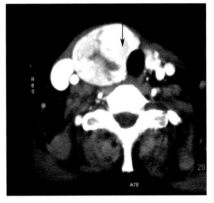

(A) 平扫   (B) 增强

图 2-5-31　结节性甲状腺肿

（A）显示右侧甲状腺内巨大结节影（→），包膜完整，其内密度不均；（B）显示结节实性成分明显强化（→）

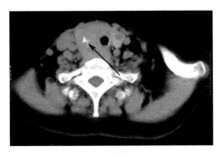
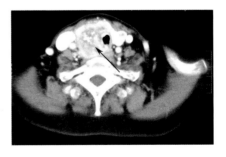

(A) 平扫   (B) 增强

图 2-5-32　甲状腺癌

右侧甲状腺体积明显增大，甲状腺被膜不完整，与邻近结构分界不清。平扫可见不规则肿块影，其内密度不均，见斑片状钙化灶影（→）。增强扫描不均匀强化（→）

8. 甲状腺弥漫性疾病的鉴别诊断

	慢性淋巴细胞性 甲状腺炎 （图 2-5-33）	亚急性甲状腺炎 （图 2-5-34）	弥漫性 甲状腺肿	格雷夫斯病 （图 2-5-35）
临床特征	40～60 岁女性多见，甲状腺质韧，甲状腺功能减退	20～50 岁女性多见，表现为颈前疼痛和触痛，可有短暂的甲状腺功能亢进，随后甲状腺功能减退	无特殊或有颈部不适、压迫感	20～40 岁女性多见，有怕热、多汗、突眼等甲状腺功能亢进症状，伴基础代谢率增高，可扪及震颤，听到血管杂音
甲状腺大小	弥漫性、对称性中重度肿大，可有分叶	对称性中度肿大	轻至中度增大	弥漫性中重度肿大
CT 表现	均匀或不均匀低密度	密度减低	低于正常甲状腺组织	稍低于正常甲状腺组织
强化特点	不均匀强化	中等均匀强化	弥漫性者无强化	轻度均匀强化
备注	特征性表现为甲状腺球蛋白抗体（TgAb）滴度显著增高	病人常有全身症状，如发热和红细胞沉降率升高	内可见多发结节及钙化影像	彩色多普勒下甲状腺内血流丰富，呈"火海征"

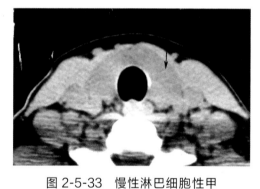

图 2-5-33 慢性淋巴细胞性甲状腺炎（桥本病）

CT 平扫显示双侧甲状腺弥漫性肿大，呈均匀低密度改变（→）

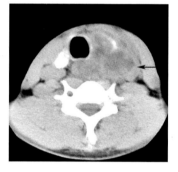

图 2-5-34 亚急性甲状腺炎

CT 平扫显示左侧甲状腺增大，其内见片状密度减低区（→），甲状腺周围有数个低密度脓腔

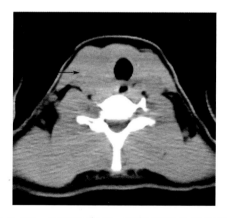

图 2-5-35 格雷夫斯病（毒性弥漫性甲状腺肿）

CT 平扫显示甲状腺增大（→），密度均匀减低，边界模糊不清，本例右叶明显

9. 甲状旁腺常见疾病的鉴别诊断

	甲状旁腺腺瘤 （图 2-5-36）	甲状旁腺增生 （图 2-5-37）	甲状旁腺癌	甲状旁腺囊肿
病灶形态	类圆形或三角形，直径多为 1～3cm	圆形、椭圆形或不规则形，一般多个腺体增大，直径多大于 2cm	圆形、椭圆形或分叶状，边界不清，颈部淋巴结可肿大	类圆形，边界清楚
出血、坏死、囊变	均可	无	可坏死、囊变	内可合并出血
钙化	偶见钙化	无	钙化率达 25%	无
CT 表现	甲状腺后方密度均匀软组织结节	单发或多发密度均匀软组织结节	不均匀密度软组织结节	均匀水样密度结节影
强化特点	实质部分明显强化	均一明显强化	明显不均匀强化	无强化或囊壁强化
备注	10% 的腺瘤异位于纵隔，甲状旁腺功能亢进症状	甲状旁腺功能亢进症状，血钙和甲状旁腺素（PTH）水平升高	血钙和 PTH 水平显著升高	无甲状旁腺功能亢进临床表现

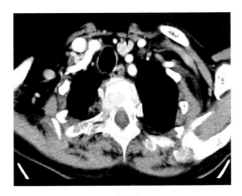 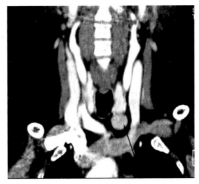

(A) 增强   (B) 冠状位重建

图 2-5-36 甲状旁腺腺瘤

（A）显示左侧气管食管沟卵圆形软组织密度结节，密度均匀，边界清楚，增强扫描病变明显强化（→）；

（B）显示病变位于左侧甲状腺后下方（→）

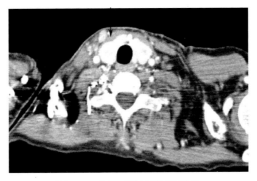

图 2-5-37 甲状旁腺增生

增强扫描可见右侧甲状腺前方明显强化结节影（→），与甲状腺强化程度类似

第三部分

脊 柱 »»»

一、腰椎间盘突出症鉴别诊断

	腰椎间盘膨出 （图 3-1-1）	腰椎间盘突出 （图 3-1-2）	腰椎间盘脱出 （图 3-1-3）
病因	椎间盘退变	外伤或椎间盘退变	外伤或椎间盘退变
纤维环	松弛但完整	薄弱或破裂	破裂
椎体形态	常伴邻近椎体骨赘形成	正常或邻近椎体骨赘形成	正常或邻近椎体骨赘形成
病变形态	一般对称	不对称,可压迫一侧神经根	不对称,可压迫一侧神经根
CT 表现	向周围或后方膨出的软组织密度影,其内多见液化坏死、气化	向后或向后外侧突出的舌状软组织密度影	突出的椎间盘,狭颈与原椎间盘相连或不相连

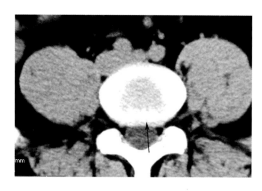

图 3-1-1　腰椎间盘膨出

CT 平扫显示腰椎间盘纤维环向后方均匀隆起的软组织密度影（→），硬膜囊受压

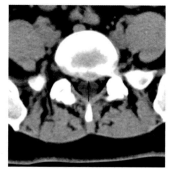

图 3-1-2　腰椎间盘突出

CT 平扫显示腰椎间盘纤维环向后突出的舌状软组织密度影（→），局部硬膜囊受压

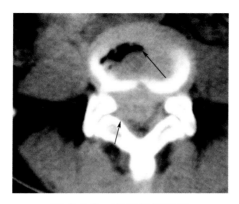

图 3-1-3 腰椎间盘脱出

CT 平扫显示椎体内疝出的软组织密度影，疝入椎管内的椎间盘与原椎间盘间不相连（→），
椎管明显狭窄，椎间盘内同时可见积气（真空现象）（→）

二、脊柱常见局限性疾病鉴别诊断

	脊柱结核（图 3-2-1）	脊柱化脓性骨髓炎（图 3-2-2）	椎体压缩性骨折（图 3-2-3）	单发脊柱转移瘤（图 3-2-4）	嗜酸性肉芽肿（图 3-2-5）	椎体血管瘤（图 3-2-6）	动脉瘤样骨囊肿（图 3-2-7）
临床特点	25 岁以上青壮年多见，有低热、食欲差、乏力等症状	儿童和 50 岁以上多见，起病快，可见全身脓毒血症症状	各年龄组均可，老年人多见，多伴有骨质疏松	中老年人，疼痛为首发症状，有原发肿瘤病史	20 岁以下男性多见，局部疼痛	中年女性多见，多数无症状，少数可有疼痛	30 岁以下多见，主要为局部肿胀、疼痛
好发部位	腰椎	各段均可	胸腰段	胸腰段	各段均可	胸腰段	脊柱
CT表现	常累及两个以上椎体及相应椎间盘，椎体可压缩变形，向后突出	多单节或双节发病，骨破坏进展快，骨质增生明显，椎体可压缩变形	一般单椎体受累，骨皮质呈角，椎体呈楔形，向后突出	椎体内溶骨性骨破坏，椎弓根破坏常见，椎体可呈楔形	单个或多个椎体骨质破坏，后期椎体塌陷变扁，轻度或无脊柱后凸	单发或多发椎体受累，呈栅栏状、网眼状，可见纵行粗大骨小梁	偏心型或中心型囊状膨胀性骨破坏，内可见粗细不均的骨间隔及液-液平面
椎间隙	受累变窄	受累变窄	无受累	一般不受累	无受累	无受累	无受累
椎旁肿块	常见，常有钙化	可见	无	偶见，局限	可见，局限	无	无
强化	不均匀强化，脓肿壁强化	强化不均匀，脓肿壁强化	强化不明显	强化不明显	软组织肿块可见强化	明显强化	间隔可强化

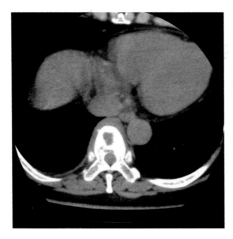 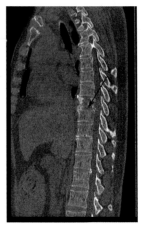

(A) 平扫(轴位) (B) 平扫(矢状位)

图 3-2-1 脊柱结核

椎体内混杂密度骨破坏（→），累及邻近两个椎体及
相应间盘，椎体轻度受压变形

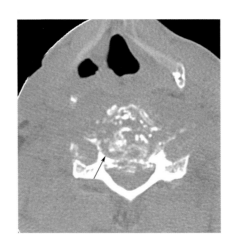

图 3-2-2 脊柱化脓性骨髓炎

CT 平扫显示颈椎椎体内多发虫蚀状溶骨性骨破坏，其内散在斑点状骨质增生、
硬化，骨破坏与骨质增生相间存在（→）

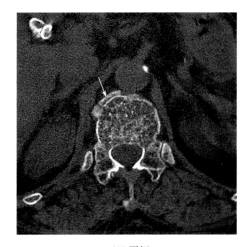
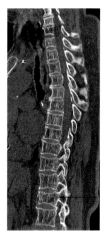

(A) 平扫一   (B) 平扫二

图 3-2-3　椎体压缩性骨折 CT 平扫

T12 椎体变扁，前部骨皮质不连续（→），可见骨折线影，向前成角

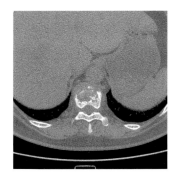

图 3-2-4　脊柱转移瘤

CT 平扫显示椎体内溶骨性骨破坏，
椎弓根受累，局部骨质硬化与骨
破坏区相间存在，椎体呈楔形变扁

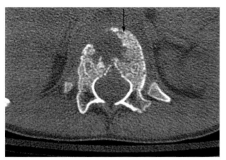

图 3-2-5　嗜酸性肉芽肿

CT 平扫显示椎体内溶骨性骨质
破坏，呈虫蚀状（→），无新生骨
形成，局部可见软组织肿块影

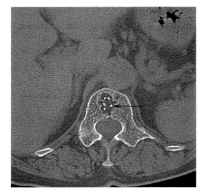
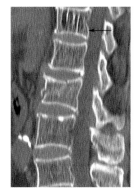

(A) 平扫   (B) 矢状位重建

图 3-2-6　椎体血管瘤

（A）显示椎体局部低密度病变（→），边界清楚，内见稀疏、粗大骨小梁
呈高密度点状；（B）显示病变区骨小梁纵行排列，呈栅栏状（→）

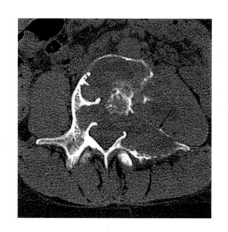

图 3-2-7 动脉瘤样骨囊肿

CT 平扫显示椎体及左侧椎弓巨大膨胀性溶骨性骨破坏（→），

其内可见薄壁分隔，无骨膜增生

三、脊柱常见弥漫性疾病鉴别诊断

	脊柱转移瘤（图 3-2-4）	骨髓瘤（图 3-3-1）	淋巴瘤（图 3-3-2）	白血病（图 3-3-3）	原发性骨髓纤维化（图 3-3-4）	骨质疏松（图 3-3-5）
好发年龄	中老年人	40 岁以上	40～60 岁	儿童	50 岁以上	老年人
实验室检查	清球蛋白比例倒置	本-周蛋白（＋）	血沉加快；乳酸脱氢酶升高	白细胞明显增多	骨髓穿刺为胶原纤维和网状纤维	甲状腺功能亢进时，有高血钙、低血磷
CT 表现	单发或多发椎体局限或浸润性病灶，骨皮质边缘破坏，椎弓根常受累，多无骨质疏松	单发或弥漫性边界清楚的溶骨性破坏，无明显骨膜反应，有广泛骨质疏松，可有病理性骨折	单发或多发椎体浸润性病灶，椎体可有不同程度的骨质破坏及骨硬化，可扩散到椎管或椎管外软组织	全脊柱受累，不规则溶骨性骨皮质破坏和葱皮样骨膜反应	全脊柱受累，椎体骨皮质增厚，骨质密度增高，内可见磨玻璃密度影及斑片状低密度区	骨小梁稀疏、无骨破坏及骨膜反应，椎体可呈双凹征、楔形或扁平椎，甲状腺功能亢进时有骨膜下骨吸收
软组织肿块	有	有	有	无	无	无

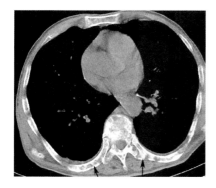

| (A) 平扫一 | (B) 平扫二 |

图 3-3-1　骨髓瘤

椎体、椎弓及肋骨内弥漫性边界清楚的溶骨性破坏（→），无明显骨膜反应，伴有骨质疏松

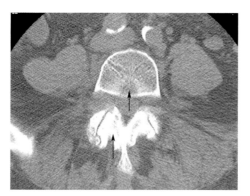

图 3-3-2　淋巴瘤

CT 平扫显示椎体后缘及附件骨质硬化（→），椎体后缘斑片状低密度骨质破坏，边界模糊不清

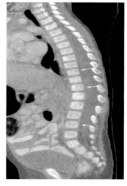

图 3-3-3　白血病

全脊柱矢状位重建可见椎体弥漫性骨质密度不均（→），其内可见不规则骨破坏及骨质硬化

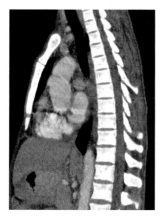

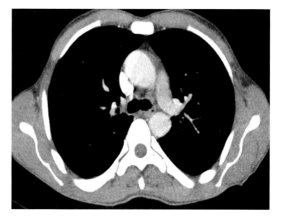

| (A) 平扫(矢状位) | (B) 平扫(轴位) |

图 3-3-4　原发性骨髓纤维化

全脊柱受累，椎体骨皮质增厚，骨质密度增高，内可见磨玻璃密度影及斑片状低密度区

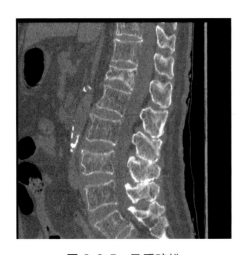

图 3-3-5　骨质疏松

CT 平扫显示椎体骨小梁稀疏、无骨破坏及骨膜反应，多个椎体呈双凹征

四、骶尾部常见疾病鉴别诊断

	脊索瘤 （图 3-4-1）	骨巨细胞瘤 （图 3-4-2）
发病年龄	30～70 岁	20～40 岁
病灶部位	以骶骨为中心	以上部骶椎为中心
病灶形态	分叶状，边界清	多房性
骨质破坏特点	膨胀性骨质破坏，可有侵袭性破坏	以膨胀性破坏为主，一般无侵袭性破坏
钙化	斑片状钙化	无钙化
强化特点	不均匀轻微强化	不同程度强化
备注	恶性	可恶变

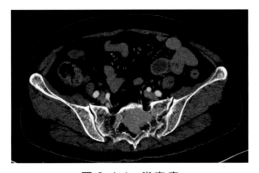

图 3-4-1　脊索瘤

CT 平扫显示以骶骨为中心的膨胀性骨质破坏，
其内可见斑点片状钙化

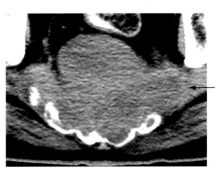

图 3-4-2　骨巨细胞瘤

CT 平扫显示以骶骨为中心的膨胀性
骨质破坏（→），无钙化

五、椎体附件常见疾病鉴别诊断

	成骨细胞瘤 （图 3-5-1）	骨巨细胞瘤 （图 3-5-2）	骨样骨瘤 （图 3-5-3）	骨软骨瘤病 （图 3-5-4）	动脉瘤 样骨囊肿 （图 3-5-5）	内生软骨瘤病 （图 3-5-6）
发病年龄	6～30 岁	20～40 岁	30 岁以下	10～30 岁	30 岁以下	10～30 岁
好发部位	90% 位于附件	附件	附件	椎体后缘附件	附件	附件
病灶形态	类圆形	多房性	类圆形	丘状、菜花状	皂泡状	类圆形
骨质破坏特点	膨胀性	膨胀性,内见分隔	中心破坏	恶性者软骨帽破坏	膨胀性,内见分隔	局部可有侵袭破坏
钙化	斑点状、索条状	无钙化	偶见瘤巢内钙化	点状或环形	少见	斑点状、小环形
强化特点	可强化	不同程度强化	强化明显	无强化	间隔可强化	不均匀强化
备注	少数一开始为恶性或发生恶变	—	夜痛为重,服用水杨酸类药物可缓解疼痛	软骨帽厚度大于 2cm 时易恶变	间隔较骨巨细胞瘤粗,且无骨质增生硬化	可多发

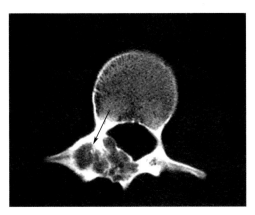

图 3-5-1　成骨细胞瘤（骨母细胞瘤）

CT 平扫显示右侧附件骨质膨大，
可见类圆形骨质破坏区（→），其内
可见斑点状、索条状钙化

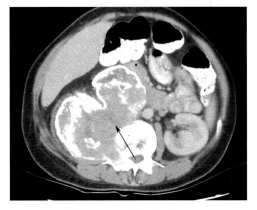

图 3-5-2　骨巨细胞瘤

CT 平扫显示右侧附件区可见
膨胀性骨质破坏（→），其内见
分隔，呈多房性改变

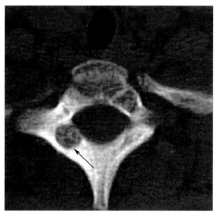

图 3-5-3　骨样骨瘤

CT 平扫显示胸椎右侧椎弓类圆形
骨质破坏（→），病变边界
清晰，瘤巢内可见斑点状钙化

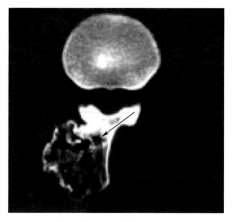

图 3-5-4　骨软骨瘤病

椎体后缘附件可见菜花状骨性突
起影（→），背向骨干方向生长，
其内可见斑点状钙化灶

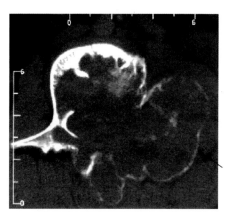

图 3-5-5　动脉瘤样骨囊肿

附件区可见膨胀性骨质破坏（→），内可
见分隔，呈皂泡状，其内无骨质硬化

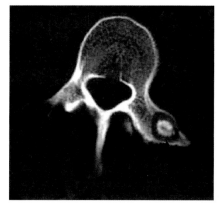

图 3-5-6　内生软骨瘤病

左侧椎体附件区可见类圆形骨质破坏区（→），
病灶边界清晰，其内可见环形钙化灶

第四部分

肌肉骨骼系统 〉〉〉

一、骨与骨髓疾病鉴别诊断

1. 良恶性骨肿瘤的鉴别诊断

	良性骨肿瘤	恶性骨肿瘤
生长情况	生长缓慢,不侵及邻近组织,但可引起其压迫移位,无转移	生长迅速,易侵及邻近组织、器官,可有转移
局部骨质变化	膨胀性骨质破坏,与正常骨界限清晰,边缘锐利,骨皮质变薄,但仍保持连续性	浸润性骨破坏,病变区与正常骨界限模糊,边缘不整,骨皮质破坏、中断
骨膜增生	一般无骨膜增生,病理骨折后可有少量骨膜增生,骨膜新生骨不再被破坏	多有骨膜反应,骨膜新生骨多不成熟,并可被肿瘤侵犯破坏
软组织肿块	多无,如有肿块,其边缘清楚	多有,与周围组织分界不清

2. 手足骨常见疾病的鉴别诊断

	内生软骨瘤病 (图 4-1-1)	骨结核 (图 4-1-2)	血管球瘤 (图 4-1-3)	表皮样囊肿 (图 4-1-4)
临床特征	轻微疼痛和压痛	软组织肿胀,疼痛	有明显的疼痛和触痛	多有外伤病史
好发年龄	11~50 岁	5 岁以下	20~50 岁	20~40 岁
好发部位	短管状骨近侧段	短管状骨	末节指(趾)骨	末节指(趾)骨
骨质破坏特点与病灶形态	单发常见,也可多发,呈偏心分叶状骨质破坏,邻近骨皮质变薄,内缘凹凸不平,内可见分隔,并见点状、小环形、不规则钙化	早期骨质疏松,后期多房膨胀性改变,形成典型"骨气鼓样"表现,内可见粗大而不整的骨嵴,边缘较清楚,有轻度硬化	早期局限性骨质疏松,晚期可见边缘锐利的小圆形骨质破坏区,直径多小于 1cm,内无钙化	膨胀性生长,骨皮质变薄或破坏,直径多小于 2cm,无钙化,长轴与病骨长轴一致

	内生软骨瘤病 (图 4-1-1)	骨结核 (图 4-1-2)	血管球瘤 (图 4-1-3)	表皮样囊肿 (图 4-1-4)
骨膜增生	无	有,呈层状	无	无
强化特点	轻度强化	边缘强化	明显强化	无

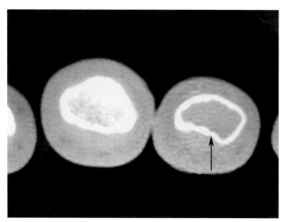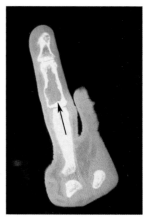

图 4-1-1　内生软骨瘤病

CT 平扫显示中节指骨内可见偏心分叶状骨质破坏（→），
邻近骨皮质变薄，内缘凹凸不平，内可见细小分隔

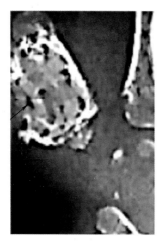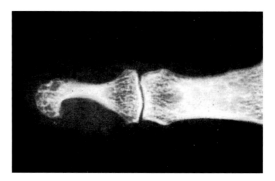

图 4-1-2　骨结核

重建图像可见短管状骨多房
膨胀性改变（→），内可见
粗大而不整的骨嵴

图 4-1-3　血管球瘤

三维重建图像可见指骨内边缘
锐利的小圆形骨质破坏区

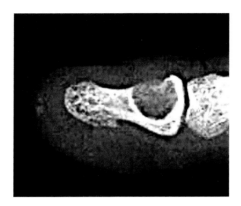

图 4-1-4　表皮样囊肿

重建图像可见指骨膨胀性骨破坏区，骨皮质变薄、破坏

3. 长管状骨干骺端常见良性肿瘤的鉴别诊断

	骨软骨瘤 （图 4-1-5）	骨巨细胞瘤 （图 4-1-6）	软骨黏液 样纤维瘤 （图 4-1-7）	骨囊肿 （图 4-1-8）	动脉瘤样 骨囊肿 （图 4-1-9）	软骨母细胞瘤 （图 4-1-10）
好发年龄	儿童及成人	20～40 岁	20～40 岁	儿童	20 岁以下	11～30 岁
好发部位	股骨下端和胫骨上端	股骨、桡骨远端，胫骨近端	胫骨、股骨和足骨	股骨、肱骨上端	股骨上端	股骨、肱骨
骨质破坏特点与病灶形态	肿瘤广基底与干骺端骨皮质或骨松质相连，可见软骨帽，当软骨帽大于 2cm 时可疑恶变，肿瘤呈分叶状或菜花状，可多发	偏心性、膨胀性溶骨性破坏，多呈分房状、横向生长，恶变时生长迅速，呈侵袭性破坏，软组织肿块明显	偏心性膨胀性骨破坏，多呈分房状或蜂窝状，内可见粗大骨小梁，钙化少见，骨破坏区内壁凹凸不平	中心性生长，沿骨干长轴走行的多房、轻度膨胀性溶骨性破坏，骨皮质薄，边缘光整，可合并病理性骨折	偏心性、明显膨胀性泡状改变，内可见分隔及液-液平面，病变可向骨外延伸，类似于恶性病变	轻度偏心性膨胀性生长，跨越骺板，类圆形或不规则形局限性骨破坏，有薄的硬化缘，少数呈分叶状，肿瘤内可见钙化
骨膜增生	无	恶变时有	有	无	可有，较致密	少见
强化特点	无明显强化	不同程度强化	实质部分不同程度强化	无强化	囊肿壁及间隔强化	不同程度强化

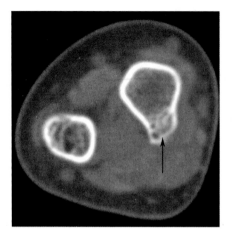
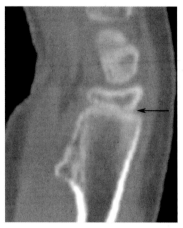

(A) 平扫   (B) 三维重建

图 4-1-5　骨软骨瘤

（A）可见肿瘤广基底与干骺端骨皮质及骨松质相连（→）；（B）可见桡骨
远端后方局部骨性突起（→），背离关节生长

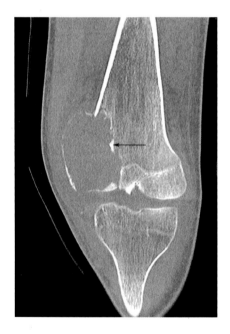

图 4-1-6　骨巨细胞瘤

三维重建图像可见股骨远端偏心性、膨胀性溶骨性破坏（→），骨皮质变薄，但尚保持完整

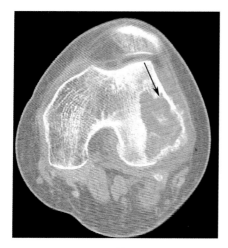
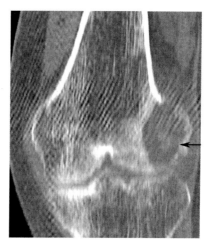

(A) 平扫   (B) 冠状位重建

图 4-1-7 软骨黏液样纤维瘤

股骨远端偏心性膨胀性骨破坏（→），内可见粗大骨小梁，骨破坏区内壁凹凸不平

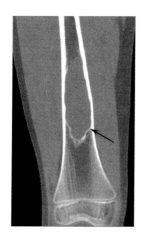
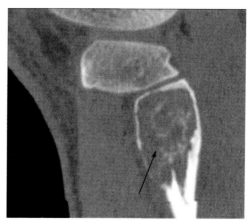

图 4-1-8 骨囊肿

三维重建可见股骨中下段
中心性生长的溶骨性骨破
坏（→），沿骨干长轴走行，
骨皮质薄，边缘光整

图 4-1-9 动脉瘤样骨囊肿

CT 平扫显示腓骨近端明显膨
胀性骨破坏（→），其内密度
不均，呈泡状改变，内可见分隔

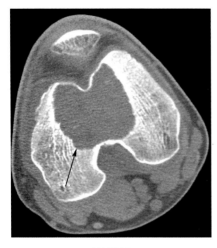

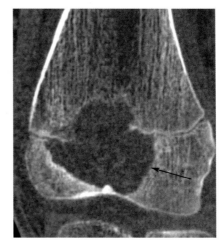

(A) 平扫   (B) 三维重建

图 4-1-10 软骨母细胞瘤

（A）显示股骨远端轻度偏心性膨胀性类圆形骨破坏（→），有薄的硬化缘；（B）显示病变跨越骺板生长（→）

4. 长管状骨骨干常见良性肿瘤的鉴别诊断

	骨样骨瘤 （图 4-1-11）	骨母细胞瘤 （图 4-1-12）	纤维性骨 皮质缺损 （图 4-1-13）	非骨化性 纤维瘤 （图 4-1-14）	骨化性纤维瘤 （图 4-1-15）	骨纤维性 结构不良 （图 4-1-16）
临床特征	夜痛明显	局部疼痛不适	多无明显症状	症状轻微	症状轻微	肢体畸形
好发年龄	30 岁以下	20～40 岁	6～15 岁	20 岁以下	20～30 岁	30 岁以下
好发部位	胫骨、股骨	股骨、胫骨	股骨远端和胫骨近端	距骺板 3～4cm 的干骺端	胫骨前侧皮质	股骨、胫骨、肱骨
骨质破坏特点与病灶形态	中心为瘤巢，周围为骨硬化，多呈圆形或椭圆形，直径 0.5～2cm 多见，骨皮质增厚、有硬化环	膨胀性溶骨性骨破坏，伴钙化或骨化，周围骨质硬化，如浸润至邻近软组织有恶变倾向	骨皮质内囊状、不规则或无膨胀性缺损，边缘清楚，有薄层硬化边	偏心性、膨胀性骨破坏，伴或不伴硬化缘，多呈伸长形或多房状，直径多为 4～7cm	单房、多房或不规则膨胀性骨破坏，可呈高密度或磨玻璃密度改变，内可见钙化，周围有硬化边	囊状膨胀性改变、磨玻璃密度改变、丝瓜络样改变、虫蚀样改变、硬化性改变
软组织	肿胀	肿块	轻度肿胀	无	无	无
骨膜反应	骨膜下型有	明显	无	无	无	无
强化特点	强化不明显	明显强化	边缘强化	边缘强化	无	无
备注	水杨酸类药物可缓解疼痛	—	—	—	—	Albright 综合征

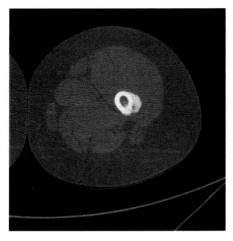

图 4-1-11　骨样骨瘤

右股骨上段前内侧骨皮质外可见小斑片
状低密度影即瘤巢，内见小片状
钙化，周围可见片状增生硬化

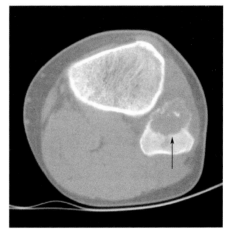

图 4-1-12　骨母细胞瘤

CT 平扫显示腓骨近端膨胀性溶骨性骨
破坏（→），其内可见斑点状钙化及
骨化影，周围骨质硬化

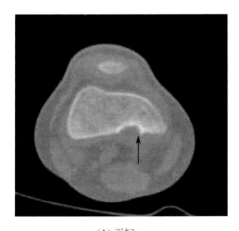

(A) 平扫一

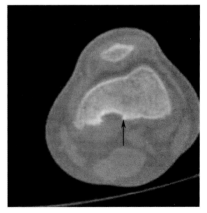

(B) 平扫二

图 4-1-13　纤维性骨皮质缺损

双侧股骨近端后缘骨皮质内囊状骨质缺损区（→），
边缘清楚，有薄层硬化边

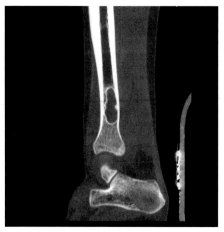

图 4-1-14　非骨化性纤维瘤

显示胫骨下段皮质下圆形膨胀
性骨破坏，髓腔侧可见硬化边

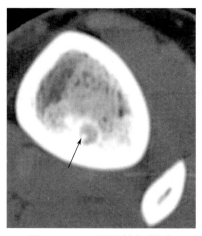

图 4-1-15　骨化性纤维瘤

CT 平扫显示胫骨近端髓腔内
不规则骨破坏（→），呈磨玻璃
样高密度改变，内可见钙化

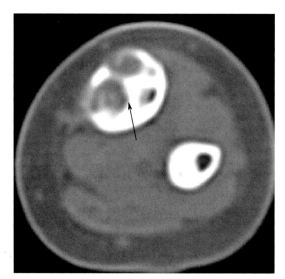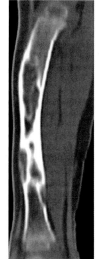

图 4-1-16　骨纤维性结构不良

CT 平扫显示胫骨内弥漫性囊状膨胀性骨破坏（→），呈磨玻
璃密度改变及丝瓜络样改变，局部骨质硬化

5. 长管状骨骨干常见感染性疾病的鉴别诊断

	骨结核 （图 4-1-17）	骨髓炎 （图 4-1-18）	畸形性骨炎 （图 4-1-19）	慢性骨脓肿 （图 4-1-20）	骨梗死 （图 4-1-21）
好发年龄	青少年	儿童或成人	40 岁以上	儿童	中老年人
好发部位	骨骺、干骺端	由干骺端向骨干进展	股骨、胫骨	干骺端骨松质	股骨下端、肱骨和胫骨上端
骨质破坏特点与病灶形态	骨质疏松，圆形、椭圆形或不规则形骨质破坏，骨质硬化不明显，周围软组织肿胀或萎缩	病变范围较广泛，急性期局部骨质疏松，骨破坏，慢性期骨质硬化，死骨形成，骨皮质增厚，偶见窦道，软组织肿胀	范围广，早期溶骨性破坏，后期增生硬化明显，或混合存在，通常骨质增粗，弯曲畸形，骨皮质增厚分层，骨髓腔变窄	溶骨性骨破坏，周围可见硬化缘，类圆形，直径为1～3cm	无骨破坏，病灶呈斑片状、匐匍状，典型者呈地图板块样改变
骨膜反应	儿童可见	层状	无	无	无
强化特点	形成脓肿时边缘强化	活动期感染灶强化	不明确	脓肿壁强化	边缘线状强化
备注	—	全身感染症状	血清碱性磷酸酶升高	—	与外伤、激素、酗酒有关

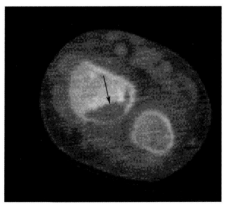

(A) 平扫　　　　　　　　　　(B) 三维重建

图 4-1-17　骨结核

（A）显示右桡骨远端尺侧干骺端及骨骺可见不规则偏心溶骨性骨质破坏区（→），周围可见轻度硬化；（B）显示病变累及关节面及骺软骨（→），周围软组织略肿胀

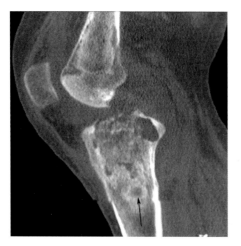

图 4-1-18　骨髓炎

CT 平扫显示胫骨近端弥漫性骨质破坏（→），病变范围较广泛，骨破坏区可见骨质硬化，骨皮质增厚

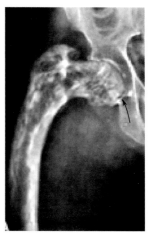

图 4-1-19　畸形性骨炎

重建图像可见股骨近端弥漫性溶骨性骨破坏，其内可见骨质增生硬化混合存在（→），骨质增粗、弯曲畸形，骨皮质增厚

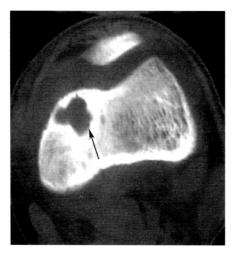

图 4-1-20　慢性骨脓肿

CT 平扫显示股骨干骺端骨松质内类圆形溶骨性骨破坏，周围可见硬化缘（→）

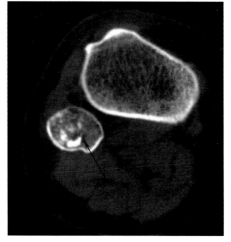

图 4-1-21　骨梗死

CT 平扫显示右腓骨近端髓腔内多发斑点状、条状钙化及虫蚀状低密度影（→）

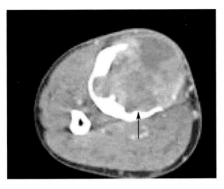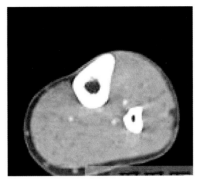

(A) 平扫一   (B) 平扫二

图 4-1-27 恶性纤维组织细胞瘤

胫骨中下段可见侵袭性骨质破坏（→），呈浅表性分布，

其内密度不均伴有囊变、坏死

7. 骨盆常见疾病的鉴别诊断

	软骨肉瘤 （图 4-1-28）	骨肉瘤 （图 4-1-29）	骨巨细胞瘤 （图 4-1-30）	单发骨转移瘤 （图 4-1-31）	骨恶性淋巴瘤 （图 4-1-32）
临床特征	分中心型和周围型，中心型原发多见，周围型多为软骨瘤、骨软骨瘤恶变而来	按发病部位分髓性骨肉瘤和表面骨肉瘤，有疼痛、肿胀、运动障碍三大症状	骨质膨胀变薄时，压迫之可有捏乒乓球感。较小者要与动脉瘤样骨囊肿鉴别	病变可以单发也可多发，溶骨性转移常见，有明确的原发肿瘤病史	病变可以单发也可多发，其特点为骨破坏明显而全身状态良好，其他部位淋巴结肿大
好发年龄	30～60 岁	11～20 岁	20～40 岁	中老年	40～60 岁
钙化形态	环形、沙粒样、斑片状	瘤软骨可钙化	很少钙化	无	无
骨破坏形态	片状、虫蚀状溶骨性或膨胀性破坏，周围可有硬化环	溶骨性、成骨性或混合性骨破坏，病变区可见肿瘤骨和瘤软骨，可呈云絮状、斑块状、针状	皂泡状溶骨性破坏，肿瘤呈膨胀性生长，骨皮质变薄，有时形成菲薄的骨壳	溶骨性转移瘤骨质呈虫蚀状、鼠咬状或大片溶骨性破坏	不同形态溶骨性破坏或程度不一的骨硬化，边缘模糊
软组织肿块	大小不等、分叶状、边界清楚	圆形、半圆形，内可见肿瘤骨	一般无	巨大	较大
骨膜反应	少见	针状、层状、Codman 三角	恶变时有	一般无	局部可有
强化特点	局灶或弥漫性强化	弥漫不均一强化	不同程度强化	有强化	明显强化

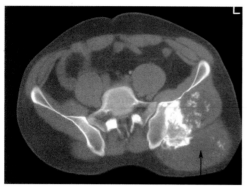

图 4-1-28 软骨肉瘤

CT 平扫显示左髂骨缘局部骨质破坏，
周围可见分叶状软组织密度肿块影（→），
其内可见大片状、斑点状钙化灶

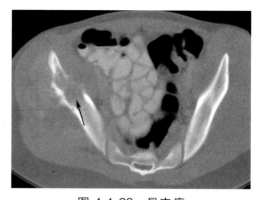

图 4-1-29 骨肉瘤

CT 平扫右侧髂骨可见溶骨性骨破坏及骨膜
新生骨形成（→），病变区可见肿瘤骨和瘤软骨，
呈云絮状、斑块状、针状高密度影，
周围软组织肿块形成

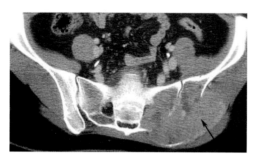

图 4-1-30 骨巨细胞瘤

CT 平扫显示左骶骨及髂骨巨大皂泡状
溶骨性骨破坏（→），肿瘤呈膨胀性生长，
骨皮质变薄、不完整

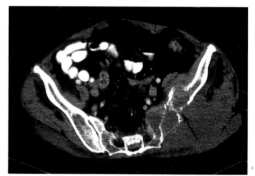

图 4-1-31 单发骨转移瘤

CT 平扫显示左侧骶骨及髂骨巨大
溶骨性骨破坏（→），呈虫蚀状，
周围软组织肿块形成

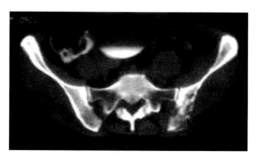

图 4-1-32 骨恶性淋巴瘤

CT 平扫显示左髂骨大小不等的溶骨性骨破坏
及斑点状骨硬化，边缘模糊（→）

二、关节及软组织疾病鉴别诊断

1. 手足小关节疾病的鉴别诊断

	退行性骨关节病 （图 4-2-1）	类风湿关节炎 （图 4-2-2）	痛风性关节炎 （图 4-2-3）	甲状旁腺功能亢进症
临床特征	关节活动不灵活,疼痛为主	肌肉酸痛、关节疼痛和僵硬,红细胞沉降率升高,C反应蛋白阳性,血清类风湿因子阳性	高尿酸血症,关节肿胀、疼痛和压痛,常在晚上发病	甲状旁腺腺瘤引起者最常见,血钙升高、血磷降低,血清碱性磷酸酶升高,尿路常伴结石
好发年龄	中老年人	22～55 岁	青年男性	30～50 岁
好发部位	远端指间关节、第一腕掌关节	手足小关节,对称分布	第 1 跖趾关节	全身性骨疾病
骨质改变	关节软骨退变,骨质增生硬化,骨赘形成,关节间隙变窄,关节面下囊性变	早期关节面下虫蚀状骨破坏,周围硬化环围绕;晚期骨质疏松,关节间隙逐渐变窄,形成纤维性或骨性强直	无骨质疏松,骨端部边缘锐利的穿凿样骨破坏,局部形成囊肿	骨质疏松、骨膜下骨皮质吸收,局限性囊性骨破坏(棕色瘤),骨质硬化
软组织改变	一般无改变	关节周围软组织肿胀	局部肿胀,可见钙化和痛风结节	软组织内可见钙化
备注	—	青少年易累及大关节面,可合并脾大	—	—

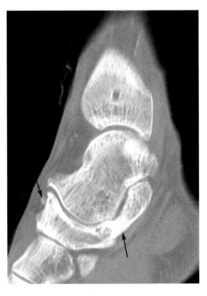

图 4-2-1　退行性骨关节病

CT 平扫显示左足各骨边缘骨质增生硬化（➡），骨赘形成，关节间隙变窄，关节面下可见囊性变

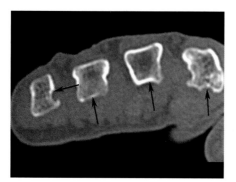

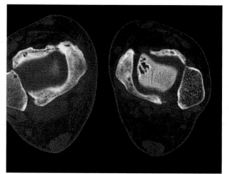

图 4-2-2　类风湿关节炎
CT 平扫显示第 2~4 掌指关节面下小的溶骨性骨破坏（→），界限清晰，周围可见硬化环围绕

图 4-2-3　痛风性关节炎
左侧距骨可见囊状低密度影，关节间隙正常

2. 膝关节疾病的鉴别诊断

	色素沉着绒毛结节性滑膜炎 （图 4-2-4）	滑膜骨软骨瘤病 （图 4-2-5）	血友病关节炎	类风湿关节炎 （图 4-2-6）	化脓性关节炎 （图 4-2-7）
临床特征	疼痛、肿胀，关节积液呈巧克力色	关节肿胀，可有压痛或无压痛	遗传性疾病，受轻伤易出血	C 反应蛋白阳性，血清类风湿因子阳性	起病急，发热，局部红肿热痛，白细胞升高
好发年龄	青壮年	青壮年	发病年龄早	青少年	儿童和婴儿
好发部位	膝关节，其次为髋关节、踝关节	四肢关节旁	膝关节，其次为肘关节、踝关节	小关节常见，其次为膝关节，对称分布	膝关节，其次为髋关节
骨质改变	晚期或肿块很大时可有多个局部类圆形骨破坏；晚期关节间隙狭窄，无骨质疏松	关节滑膜增生突出断裂形成关节内活动的游离体，并可钙化和骨化，其数目和大小可有差异	早期关节间隙肿胀，晚期软骨及骨质局部破坏，关节间隙变窄，边缘骨质增生，骨膜下出血引起骨膜反应	明显骨质疏松，关节间隙逐渐变窄，形成纤维性或骨性强直，没有关节内肿块	早期关节间隙增宽，骨质疏松，当关节软骨破坏时，关节间隙变窄，骨性关节面破坏，骨性强直
软组织改变	肿胀	明显肿胀，其内可出现钙化和骨化	肿胀	肿胀	早期明显肿胀

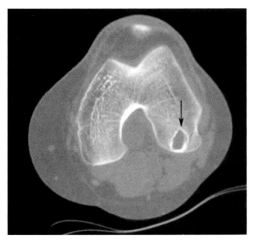

图 4-2-4　色素沉着绒毛结节性滑膜炎

CT 平扫显示外侧髁关节面下囊性骨
破坏（→），内侧髁间窝椭圆形
软组织密度肿块影

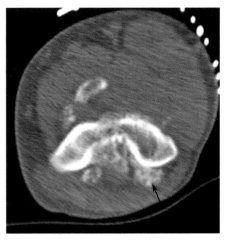

图 4-2-5　滑膜骨软骨瘤病

CT 平扫显示膝关节缘及关节周围可见大小
不等的斑点状、结节状高密度影（→），部分
融合成团，呈石榴籽样改变，关节面毛糙

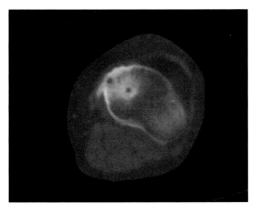

图 4-2-6　类风湿关节炎

CT 平扫显示膝关节骨质疏松，局部
密度增高，关节间隙变窄，关节腔可
见积液，无关节内肿块形成

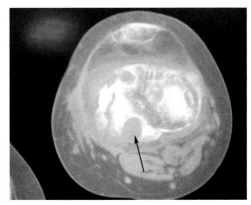

图 4-2-7　化脓性关节炎

CT 平扫显示膝关节多发骨质
破坏（→），密度不均，关节
周围软组织肿胀、积液

3. 髋关节疾病的鉴别诊断

	股骨头缺血坏死 （图 4-2-8）	髋关节结核 （图 4-2-9）	化脓性关节炎 （图 4-2-10）
临床特征	激素、酗酒是诱发因素,髋部疼痛、活动受限、跛行	发病缓慢,病程较长,局部肿胀、疼痛,红细胞沉降率升高	发病急、进展快,局部红肿热痛,白细胞升高
好发年龄	30～60 岁	少年儿童	儿童和婴儿

	股骨头缺血坏死 （图 4-2-8）	髋关节结核 （图 4-2-9）	化脓性关节炎 （图 4-2-10）
骨质改变	骨质疏松不明显，早期股骨头形态正常，骨质局部硬化，中后期股骨头囊变、破碎、变扁、关节间隙变窄	骨质疏松明显，关节间隙逐渐变窄，关节边缘骨质虫蚀状或鼠咬状破坏，可见窦道和死骨，晚期出现纤维性强直	早期骨质疏松，关节间隙增宽，中晚期关节间隙变窄，骨性关节面破坏，多位于承重面，最后形成骨性强直
软组织改变	无肿胀	肿胀、冷脓肿形成	早期明显肿胀

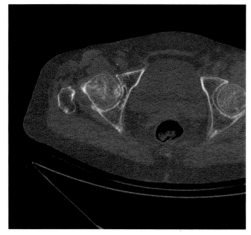

图 4-2-8　股骨头缺血坏死
CT 平扫显示右侧股骨头形态基本
正常，局部骨质条带状硬化，
关节面下可见小囊性变

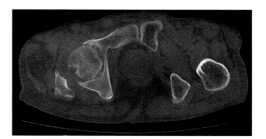

图 4-2-9　髋关节结核
CT 平扫显示右髋关节周围骨质
疏松，关节间隙变窄，关节边缘
骨质虫蚀状骨破坏

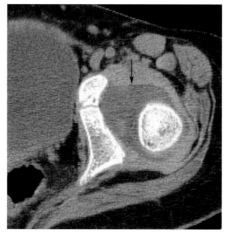

图 4-2-10　化脓性关节炎
CT 平扫显示左髋关节周围骨质略疏松，
密度减低，关节间隙增宽，关节腔内
可见大量液性低密度影（→）

4. 骶髂关节疾病的鉴别诊断

	强直性脊柱炎 (图 4-2-11)	致密性骨炎 (图 4-2-12)	关节退行性变 (图 4-2-13)	关节结核 (图 4-2-14)
临床特征	间歇性下腰痛，低热，晚期脊柱和关节僵直，HLA-B27 多为阳性	单侧或双侧发病，症状轻微，一般表现为腰痛或骶尾区疼痛	多双侧发病，关节活动障碍、疼痛	多单侧发病，发病缓慢，病程较长，局部肿胀、疼痛
好发年龄	30 岁以下	青年妇女	中老年人	15 岁以上青壮年
骨质及关节间隙改变	对称受累，病变从下往上发展，骨性关节面模糊、侵蚀、破坏、硬化，后期关节间隙变窄消失；脊柱呈方形，竹节椎	双侧髂骨骨质增生硬化，主要以髂骨下 2/3 为重，典型者呈三角形，关节面无受侵	全身多个关节受累，关节软骨下骨增生、硬化、囊变、骨赘形成和骨坏死，后期关节面狭窄	早期孤立的圆形或楔形破坏区，关节边缘模糊、毛糙；后期累及全关节，间隙增宽，死骨、冷脓肿形成

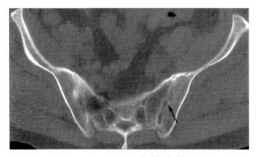

图 4-2-11 强直性脊柱炎
CT 平扫显示双侧骶髂关节骨性关节面
模糊、侵蚀、破坏 (→)，局部骨质
硬化，关节间隙宽窄不等

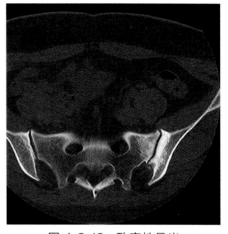

图 4-2-12 致密性骨炎
CT 平扫显示双侧骶髂关节骨质
增生硬化，以髂骨下 2/3 为重，
典型者呈三角形，关节面无受侵

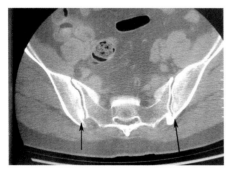

图 4-2-13 关节退行性变
CT 平扫显示双侧骶髂关节边缘
骨质增生硬化 (→)，关节面下
可见小囊变，关节间隙未见异常

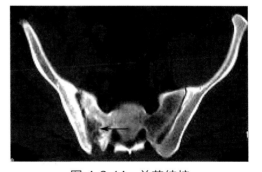

图 4-2-14 关节结核
CT 平扫显示双侧骶髂关节边缘模糊、毛糙，
右侧为著 (→)，累及全关节，间隙增宽，
可见多发斑点状骨质破坏及细小死骨形成

5. 软组织常见肿瘤的鉴别诊断

	脂肪瘤 （图 4-2-15）	脂肪肉瘤 （图 4-2-16）	血管瘤 （图 4-2-17）	囊状淋巴管瘤 （图 4-2-18）	横纹肌肉瘤 （图 4-2-19）	神经鞘瘤 （图 4-2-20）	恶性纤维组织细胞瘤 （图 4-2-21）
好发年龄	50～70 岁	50～60 岁	青年人	儿童	20 岁以下	20～50 岁	40 岁左右
好发部位	位于颈、肩、腹、四肢的近端	多位于四肢深部，尤其是臀部	多位于皮下表浅部位，少数位于深部组织	以颈部和腋下多见	以四肢及躯干多见	多位于头、颈、四肢、躯干的神经走行区	多位于下肢及上肢，接近于深筋膜或骨骼肌肉
病灶形态	单发，类圆形，边界清楚，有包膜，呈均匀脂肪密度	结节状或分叶状，边界欠清，低密度混杂	形态不规则，边界不清楚	椭圆形或分叶状囊肿，边界清楚	圆形或分叶状，边界清楚	球形、卵圆形或梭形，边界清楚	形态不规则，边界不清
出血、坏死、囊变	少见	可有	少见	囊性	多见	多见	多见
强化特点	间隔轻度强化	明显不均匀强化	中至重度强化	不强化，间隔可强化	均匀或不均匀强化	不均匀强化	强化不明显
备注	—	钙化者常为高分化	CT 上静脉石有诊断意义	—	—	—	—

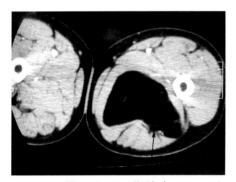

图 4-2-15 脂肪瘤
CT 增强扫描显示左侧大腿后部肌群内不规则低密度肿块影（→），其内密度均匀，呈脂肪密度改变，未见强化

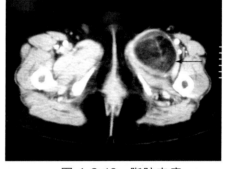

图 4-2-16 脂肪肉瘤
CT 增强扫描显示左侧小腿前内侧肌群内椭圆形低密度肿块影（→），其内密度不均匀，大部分呈脂肪密度改变，增强扫描间隔强化

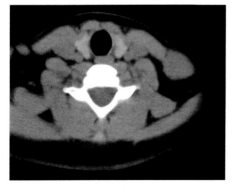

（A）平扫

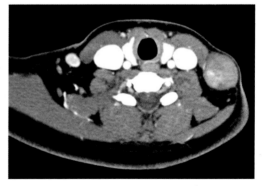

（B）增强

图 4-2-17 血管瘤
（A）显示左侧颈部可见软组织密度团块影；（B）显示其内明显斑点状强化灶

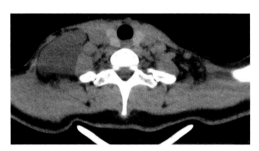

图 4-2-18 囊状淋巴管瘤
CT 平扫显示右颈部多发椭圆形及
分叶状囊性肿块影，边界清楚，
其内呈液性密度，似见间隔围绕

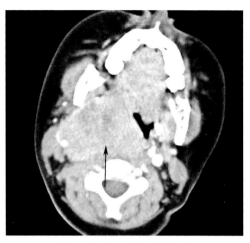

图 4-2-19 横纹肌肉瘤
CT 增强扫描显示右颈部软组织内巨大
软组织密度肿块影（→），轻度强化，
其内密度不均，坏死区未见强化

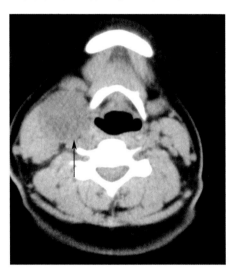

(A) 平扫

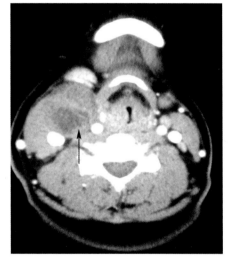

(B) 增强

图 4-2-20 神经鞘瘤

(A)显示右颈部椭圆形低密度肿块影(→)，边界清晰；(B)显示实质部分及间隔明显强化，囊性部分未见强化(→)

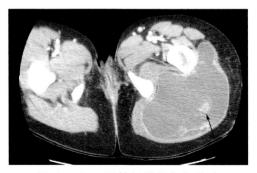

图 4-2-21 恶性纤维组织细胞瘤
CT 增强扫描显示左大腿软组织内巨大低密度软组织肿块影(→)，形态不规则，边界不清，增强扫描其内散在絮状强化

第五部分

胸　部 »»»

一、呼吸系统疾病鉴别诊断

1. 肺基本征象的鉴别诊断

	肺不张 （图 5-1-1）	肺实变 （图 5-1-2）	肺水肿 （图 5-1-3）	肺出血
病因	支气管阻塞，肺泡腔内渗液	肺泡腔内空气被病理性液体、细胞或组织代替	过多的肺血管外液体集聚在肺间质和终末支气管腔内	肺泡出血
常见疾病	肺癌、支气管内膜结核	大叶性肺炎	左心功能不全、呼吸窘迫综合征	含铁血黄素沉着症、肺出血-肾炎综合征
发病部位	肺叶或一侧肺	下肺多见	双肺门周围	双肺中下野
CT表现	病变区肺体积缩小，叶间裂及纵隔向患侧移位，病灶多呈三角形、扇形，呈一致性密度增高，无支气管气像	病变区肺体积不缩小，病灶多呈片状、不规则形，呈一致性密度增高，病灶内可见支气管气像	间质性肺水肿表现为肺门及支气管束增粗、模糊，上叶较下叶明显，肺泡性肺水肿表现为肺门周围蝶翼样磨玻璃密度和致密影	双肺斑片状磨玻璃密度影或广泛的小结节状模糊影，后期肺间质增生

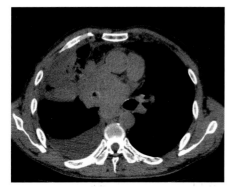

图 5-1-1　肺不张
CT 平扫显示右肺上叶肺体积减小，可见实变影，上叶支气管狭窄、截断

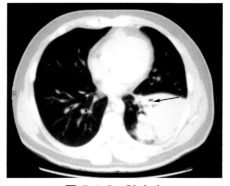

图 5-1-2　肺实变
CT 平扫显示左肺下叶大叶性实变影，其内可见支气管气像（→）

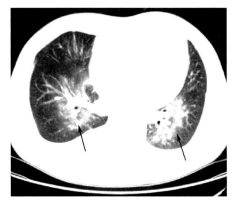

图 5-1-3　肺水肿

CT 平扫显示双肺肺门处磨玻璃密度和肺实变影像，双侧对称，呈蝶翼征（→）

2. 良恶性肺结节的鉴别诊断

	良性肺结节（图 5-1-4）	恶性肺结节（图 5-1-5）
形态	光滑锐利，少数可见切迹及长毛刺	分叶状，周围可见细短毛刺、棘状隆起
密度	中等偏高	中等偏低
钙化	多见，形态多样，弥漫性分布或中心分布	少见，呈细点状或沙粒状，偏心分布
空洞	新月形或裂隙形小空洞	空洞内形态不规则，可见壁结节
血管集束征	少见	常见
卫星灶	可有	无
邻近胸膜	与胸膜广泛粘连	常见胸膜凹陷征
强化特点	形式多样	轻中度均匀或不均匀强化
淋巴结肿大	极少	可合并肺门及纵隔淋巴结肿大
随诊观察	短期内变化不大	短期内变化明显（2～6 个月）

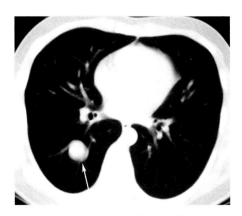

图 5-1-4　良性肺结节

CT 平扫显示右肺下叶背段圆形结节影（→），边缘光滑锐利

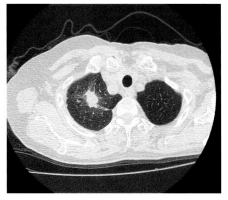

图 5-1-5　恶性肺结节（周围型肺癌）

CT 平扫显示右肺上叶不规则实性结节，边缘有毛刺，局部胸膜凹陷征

3. 肺内粟粒状小结节的鉴别诊断

	病毒性肺炎 （图 5-1-6）	血行播散型 肺结核 （图 5-1-7）	细支气管 肺泡癌 （图 5-1-8）	肺尘埃 沉着病 （图 5-1-9）	肺泡蛋白 沉着症 （图 5-1-10）	血吸虫病 （图 5-1-11）
临床 特征	发热、咳嗽	低热、盗汗、 乏力、消瘦	咳嗽及痰中 带血	粉尘接触史	PAS 染色阳性	有疫区水源接 触史
好发 部位	下野中内带	上中野	中下野	中下野	中下野内带	中下野内带
病变形 态大小	散在分布,6～ 8mm 或更小	分布均匀,直 径 1～2mm	分布不均,直 径 6～7mm	分布不均,直 径多为 2～5mm	地图样、铺路 石征	大小不等,直径 多为 1～5mm
病灶 边缘	较模糊	较清楚或较 模糊	较清楚	较清楚	较清楚	较模糊
病灶 密度	病灶密度相 同,大小不等	病灶密度相 同或不同	病灶密度相 同,呈含气支气 管征及蜂窝征	病灶密度不 均,有钙化	磨玻璃密度, 地图样分布和铺 路石征	病灶密度不 均,典型者可见 晕环征
肺门及 纵隔淋 巴结 肿大	无	无	可有	有,常见钙化	无	无
心包或 胸腔 积液	无	少见	较常见	可有	无	少见
动态 变化	2 周～1 个月 可有较明显 变化	3～6 个月动 态变化不明显	3～6 个月可 有明显变化	3～6 个月动 态变化不明显	3～6 个月动 态变化不明显	3～6 个月可 有明显变化

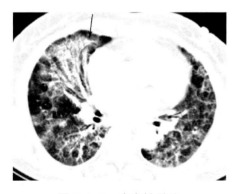

图 5-1-6　病毒性肺炎

CT 平扫显示双肺下叶散在斑点状、索条状
阴影,部分融合成片,小叶间隔增厚（→）

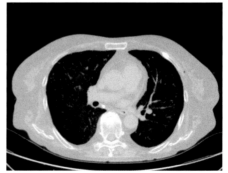

图 5-1-7　血行播散型肺结核

CT 平扫显示双肺弥漫分布的小结节影,
结节大小、分布均匀

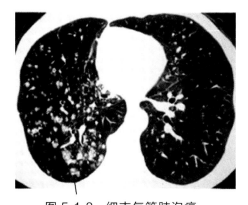

图 5-1-8　细支气管肺泡癌

CT 平扫显示中下肺野弥漫性分布的大小不等的
磨玻璃样密度小结节（→），右肺为著，呈特
征性含气支气管征及蜂窝征改变

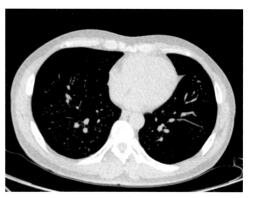

图 5-1-9　肺尘埃沉着病（尘肺）

CT 平扫显示双肺野弥漫性
簇状分布的小结节影，密度
较高，结节大小不等

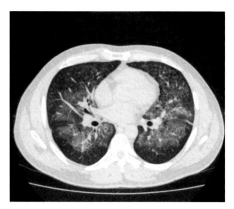

图 5-1-10　肺泡蛋白沉着症

CT 平扫显示双肺多发磨玻璃样密度，呈地
图样分布和铺路石征改变

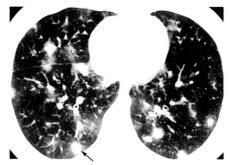

图 5-1-11　血吸虫病

CT 平扫显示双肺散在分布大小不等
小结节（→），边界模糊，呈晕环征改变

4. 肺内孤立性结节的鉴别诊断

	周围型肺癌（图 5-1-5）	炎性假瘤（图 5-1-12）	结核球（图 5-1-13）	肺错构瘤（图 5-1-14）	肺局灶机化性肺炎（图 5-1-15）	肺动静脉瘘（图 5-1-16）	腺瘤（图 5-1-17）
临床特征	咳嗽、痰中带血或早期无症状	咳嗽多见，痰中带血少见，动态观察有变化	有结核病史，动态观察无明显变化	中心型可引起阻塞性炎症、肺不张；周围型多偶然发现	肺炎症状	活动后呼吸困难、胸痛、咯血	中央型有咳嗽、胸痛、咯血、发热，周围型一般无症状
好发年龄	45 岁以上	30～40 岁	成人	成人	成人	先天多见	30～50 岁
好发部位	肺内均可	肺内均可	上叶尖后段和下叶背段	肺门周围	下叶	下叶多见	肺门周围

	周围型肺癌（图 5-1-5）	炎性假瘤（图 5-1-12）	结核球（图 5-1-13）	肺错构瘤（图 5-1-14）	肺局灶机化性肺炎（图 5-1-15）	肺动静脉瘘（图 5-1-16）	腺瘤（图 5-1-17）
病灶形态	分叶状、类圆形，边缘毛糙，有短毛刺，部分结节密度呈磨玻璃密度或部分磨玻璃密度	直径 1～6cm 多见，类圆形，部分有浅分叶，边界清楚光滑，周围可有渗出改变	直径 2～3cm 多见，类圆形、无分叶或有波浪状边缘，边缘光滑，有长毛刺，卫星灶多见	直径 2～3cm 多见，类圆形或椭圆形，一般无分叶，边界光滑锐利，病灶内可见脂肪	多为多边形或楔形，边缘呈锯齿状，可见长毛刺；少数边界光滑、规整	直径 1～5cm 多见，肺内结节影，呈分叶状，可见条索影与肺门相连	直径 2.5～5cm 多见，管内型呈息肉状或结节状，管壁型管壁增厚、管腔狭窄，管外型呈圆形、椭圆形
钙化	少见	少见	多见	多见，爆米花样	少见	少见	少见
坏死	可有，空泡征	可有，洞壁光滑	可有	无	无	无	无
邻近胸膜改变	胸膜凹陷征多见	线状增厚粘连	有胸膜粘连带	一般无粘连	增厚粘连	无粘连	一般无粘连
强化特点	不均匀强化、厚壁周围环形强化、内壁凹凸不平	均匀强化或不均匀强化，强化部分范围不改变	不强化或薄壁周围环形强化，也称包膜样强化	一般为不均匀强化	一般为不均匀强化	明显强化血管团或血管池，可见输入动脉及输出静脉	一般为均匀强化
动态增强曲线	快升缓降型多见	一般为快升快降型	慢升慢降型多见	慢升慢降型多见	慢升慢降型多见	—	—

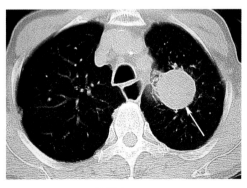
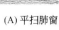
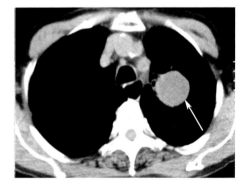

(A) 平扫肺窗　　　　　　　　　　(B) 平扫纵隔窗

图 5-1-12　炎性假瘤

左肺上叶可见类圆形结节影（→），密度均匀，边界清楚光滑，
周围斑片状、条索状渗出影围绕

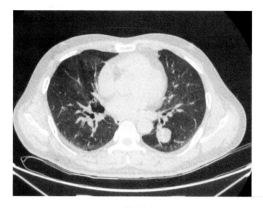
(A) 平扫肺窗

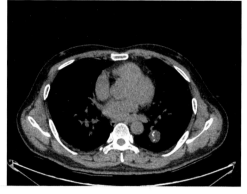
(B) 平扫纵隔窗

图 5-1-13　结核球

左肺上叶类圆形结节灶，可见波浪状边缘，边缘光滑，灶周卫星灶，其内斑点状钙化

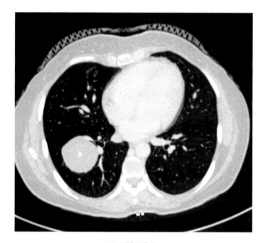
(A) 平扫肺窗

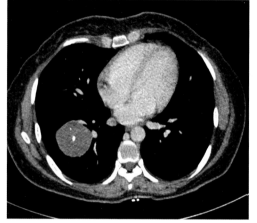
(B) 平扫纵隔窗

图 5-1-14　肺错构瘤

（A）显示右肺结节，边界光滑；（B）显示其内散在斑点状钙化和脂肪密度

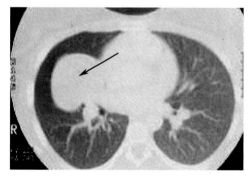
(A) 增强肺窗

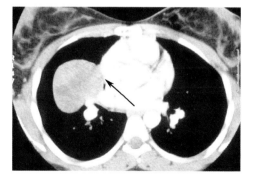
(B) 增强纵隔窗

图 5-1-15　肺局灶机化性肺炎

右肺下叶巨大椭圆形病灶（→），边界光滑，增强扫描其内斑片状强化

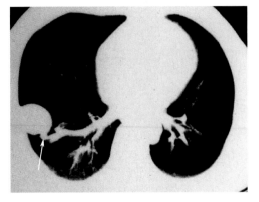

图 5-1-16 肺动静脉瘘

CT 平扫显示右肺下叶椭圆形结节影（→），
边界光滑，可见条索影与肺门相连

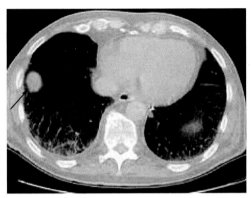

图 5-1-17 腺瘤

CT 平扫显示右肺下叶椭圆形
结节影（→），边界光滑

5. 肺内多发结节的鉴别诊断

	转移瘤 （图 5-1-18）	韦格纳肉芽肿 （图 5-1-19）	过敏性肺炎 （图 5-1-20）
临床特点	有原发灶	多系统疾病,可累及鼻咽部及肾	有过敏原、肺炎症状
好发年龄	中老年人	30～50 岁	各年龄段
好发部位	中下野	中上野和肺尖	中下野
病灶形态	类圆形,大小不等,密度均匀	结节影、肿块影、常伴厚壁空洞、血管滋养征	结节影、斑片或大片影,云絮状,后期可出现肺纤维化
病灶边缘	较清楚	较清楚,但不规则,晕环多见	较模糊
备注	—	肺活检确诊	—

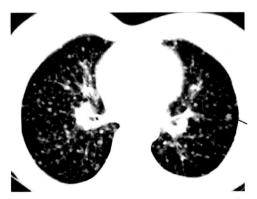

图 5-1-18 肺内多发转移瘤

CT 平扫肺窗可见双肺多发小结节病灶（→），
边界清晰，大小不等，密度尚均匀

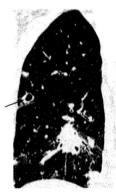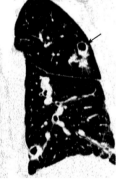

图 5-1-19 韦格纳肉芽肿

CT 平扫显示双肺野散在分布大小不等
结节影（→），其内可见厚壁空洞

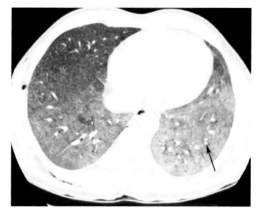

图 5-1-20　过敏性肺炎

CT 平扫显示双肺透过度减低，呈磨玻璃样密度
改变，可见云絮状密度小结节影（→）

6. 肺内片状阴影的鉴别诊断

	肺结核 （图 5-1-21）	中央型肺癌 （图 5-1-22）	肺炎 （图 5-1-23）
临床特点	低热、盗汗、咳嗽、咯血	刺激性咳嗽、咯血	有发热病史、咳嗽、咳痰
好发部位	上叶尖后段、下叶背段	肺门部	右肺上叶、右肺中叶、左肺上叶舌段
病灶形态	纤维索条影、斑片影、云絮状阴影、薄壁空洞、虫蚀样空洞	肿块影、厚壁空洞、肺不张、阻塞性肺炎、阻塞性肺气肿	索条影、斑片状实变影、蜂窝状阴影、空洞
病灶边缘	长毛刺、边缘不规整，与邻近胸膜粘连	分叶状，边缘不规整	边缘模糊，不规则
密度	不均匀，有钙化	均匀	可不均匀
支气管狭窄或梗阻	很少见	常见	很少见
淋巴结肿大	少见	可见	少见
病程	1 年以上多见	3～6 个月多见	3～6 个月多见

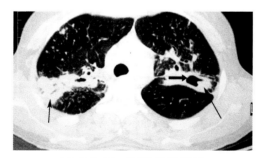

图 5-1-21　浸润性肺结核

CT 平扫显示双肺上叶多发斑片影、结节影及条索影（→），可见厚壁
空洞形成（➡），右上叶前段支气管播散

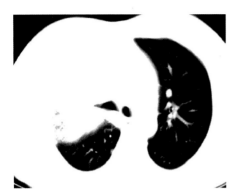

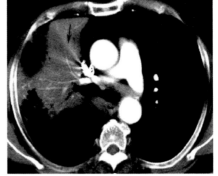

(A) 平扫肺窗   (B) 平扫纵隔窗

图 5-1-22　中央型肺癌

（A）显示右上叶支气管截断，右肺上叶阻塞性肺炎，表现为肺叶实变影像；

（B）显示右上叶支气管阻塞（→），气管隆嵴下淋巴结肿大，为肿瘤转移

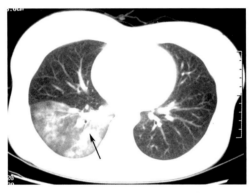

图 5-1-23　肺炎（渗出期）

CT 平扫显示右肺下叶大片磨玻璃密度影（→），边界模糊，沿肺叶段分布，
其内可见斑点状高密度灶

7. 肺空洞性病变的鉴别诊断

	肺脓肿 （图 5-1-24）	肺结核空洞 （图 5-1-25）	癌性空洞 （图 5-1-26）
临床表现	高热、寒战、咳嗽、胸痛、咳大量脓痰	低热、盗汗、乏力、咳嗽、咯血	咳嗽、咳痰、咯血、胸痛等
实验室检查	白细胞计数明显增高	结核菌素阳性、痰检结核分枝杆菌阳性，易合并真菌感染	痰检癌细胞阳性
空洞形态	洞壁厚、模糊，内壁较光滑，内多见液平面	洞壁薄、内壁较光整，周围常有卫星灶	洞壁厚，多呈偏心性增厚，内壁常呈结节状

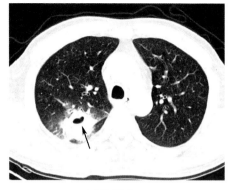
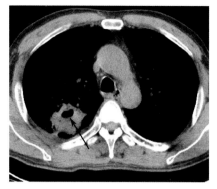

(A) 平扫肺窗　　　　　　　　　　　　　(B) 平扫纵隔窗

图 5-1-24　肺脓肿

右上叶后段厚壁空洞，内壁不光滑，可见液平面（→），边缘模糊，周围可见斑片状模糊影

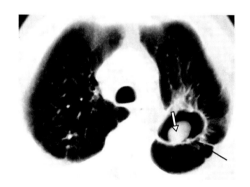

图 5-1-25　肺结核空洞合并真菌感染

CT 平扫显示左上叶尖后段厚壁空洞（→），洞壁边缘不规整，
洞内可见结节影（⇨），结节位于后壁并随体位移动

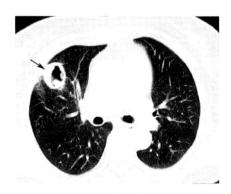
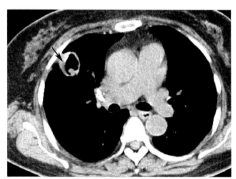

(A) 平扫肺窗　　　　　　　　　　　　　(B) 平扫纵隔窗

图 5-1-26　癌性空洞

右上肺空洞（→），洞壁厚薄不均，内壁凹凸不平，可见肿瘤结节

8. 肺囊性病变的鉴别诊断

	支气管扩张 （图 5-1-27）	肺隔离症 （图 5-1-28）	先天性肺囊肿 （图 5-1-29）	肺棘球蚴病 （图 5-1-30）	肺脓肿 （图 5-1-31）
临床特点	少数先天性，病史较长，半数有咯血病史	年龄轻、多无症状或肺炎反复发作史	30 岁以下多见，可合并感染	牧区常见，有家畜接触史，补体试验阳性	高热、寒战、咳嗽、胸痛、咳大量脓痰
好发部位	两肺中下野	左肺下叶后段	肺野中外带	右肺下野	两肺下叶
病灶形态	囊状、柱状或混合型，常多发，呈蜂窝状	囊性、实性或囊实性，常多发，形态多样	薄壁囊状，合并感染时囊壁变厚，单发或多发	单发囊性多见，囊壁可钙化，囊壁破裂有"水上浮莲"典型表现	类圆形，洞壁厚、模糊，内壁较光滑
液平面	可有	可有	多见	可有	多见
病灶边缘	较光滑	光滑	光滑	清楚	多模糊
病变周围	与血管伴行，周围常见斑片影	可有斑片影、索条影或合并肺气肿	反复感染后周围可见慢性炎症	对气管血管束压迫征象	周围多伴有模糊片影
增强	一般无需增强	可见来自体循环的供血动脉	无强化	无强化	脓肿壁强化

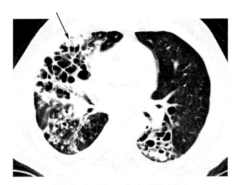

图 5-1-27 支气管扩张

CT 平扫显示双肺多发囊状密度影（→）及多发环状影像，与血管伴行，周围多发斑片影

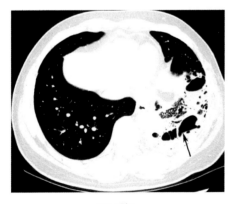

(A) 平扫

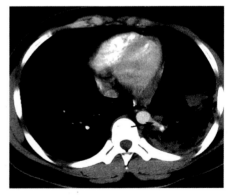

(B) 增强

图 5-1-28 左肺下叶肺隔离症

（A）显示左肺下叶多发囊状空腔影及实变密度影（→）；

（B）可见来自主动脉的供血血管（→）

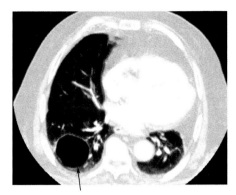

图 5-1-29　先天性肺囊肿
CT 平扫显示右肺下叶背段薄壁
空腔（→），囊壁光整，囊壁周围
散在淡片影及索条影

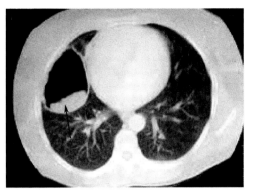

图 5-1-30　肺棘球蚴病
CT 平扫显示右肺中叶单发囊性病灶，
囊壁较厚，囊内后壁上方软组织密度影，
如"水上浮莲"（→），提示囊壁破裂

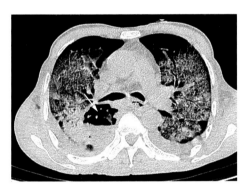

(A) 轴位肺窗平扫

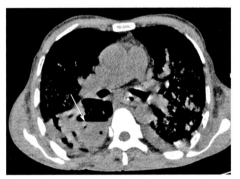

(B) 轴位纵隔窗平扫

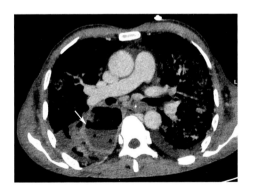

(C) 轴位纵隔窗增强

图 5-1-31　肺脓肿
（A）、（B）示右肺下叶团片状实变影，内见间断支气管气像及空洞影，
空洞内可见气-液平面（→）；（C）示病灶边缘呈环形强化（→）

9. 胸膜良恶性肿瘤的鉴别诊断

	胸膜良性肿瘤	胸膜恶性肿瘤
胸膜增厚厚度	<10mm 多见	>10mm 多见
胸膜增厚形态	局限性、结节状、边界光滑	弥漫性、环绕形或不规则
坏死、囊变	无	有
钙化	常见	少见
胸壁或膈肌受侵	无	可有
强化特点	无明显强化	多明显强化

10. 常见纵隔病变的鉴别诊断

	脂肪性 （图 5-1-32）	囊性 （图 5-1-33）	实性 （图 5-1-34）	血管性 （图 5-1-35）
常见疾病	脂肪瘤、脂肪堆积等	支气管囊肿、食管囊肿、心包囊肿、皮样囊肿、胸腺囊肿等	胸腺瘤、淋巴瘤、神经源性肿瘤、畸胎瘤等	胸主动脉瘤、夹层动脉瘤等
CT表现	脂肪密度	水样密度	软组织密度	软组织密度，血管样强化

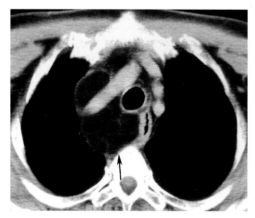

图 5-1-32　纵隔脂肪瘤
CT 平扫显示纵隔内脂肪密度肿
块影（→），包绕右侧头臂动脉

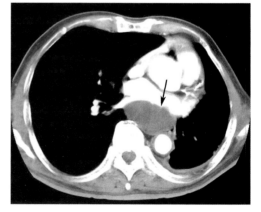

图 5-1-33　食管囊肿
CT 增强扫描显示左房后方圆形均匀
的水样密度影（→），食管受压左移

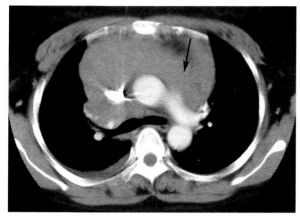

图 5-1-34　侵袭性胸腺瘤
CT 平扫显示前纵隔巨大肿块（→），
部分进入中纵隔，上腔静脉及升
主动脉被完全包绕，脂肪层完全
消失，右侧少量胸腔积液

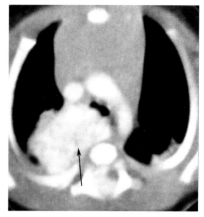

图 5-1-35　纵隔血管瘤
增强扫描显示右后纵隔巨大软组织
占位（→），部分向椎管内
突入，明显强化

11. 纵隔常见实性疾病的鉴别诊断

	胸腺瘤 （图 5-1-36）	脂肪瘤 （图 5-1-32）	畸胎瘤 （图 5-1-37）	神经源性肿瘤 （图 5-1-38）
好发年龄	中年人	年轻人	出生时即有	青年人
好发部位	前纵隔	前纵隔下部和心膈角区	前纵隔中部	后纵隔，少数位于中纵隔
病灶形态	圆形、卵圆形或分叶状	类圆形、哑铃状，有包膜、边界清楚	圆形、椭圆形、分叶状	圆形、椭圆形、哑铃状，边界光滑
钙化	可有致密、不规则钙化	无	常见斑点状、不规则钙化	可有散在针尖状钙化
出血、坏死、囊变	可有	无	囊性多见	可有
密度	均匀软组织密度	脂肪密度	内可见脂肪密度	略低于胸壁肌肉密度
强化特点	不均匀强化	无强化	实性部分强化	不均匀强化
备注	易合并重症肌无力	密度混杂时提示脂肪肉瘤	—	可有椎间孔扩大等骨质改变

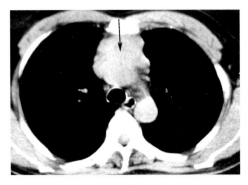
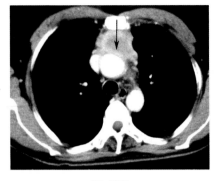

(A) 平扫　　　　　　　　　　　　　　　　　(B) 增强

图 5-1-36　胸腺瘤

（A）显示前上纵隔内不规则实性密度肿块影（→）；（B）显示病灶不均匀强化（→），
其内液化坏死区未见强化

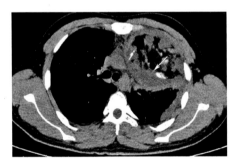
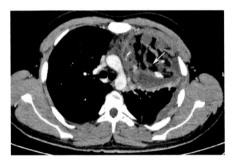

(A) 轴位纵隔窗平扫　　　　　　　　　　　　(B) 轴位纵隔窗增强

图 5-1-37　畸胎瘤 CT

（A）示左前上纵隔可见巨大团块影，其内密度混杂，可见脂肪、钙化、
软组织及液性密度影；（B）示实性部分增强扫描可见强化（→）

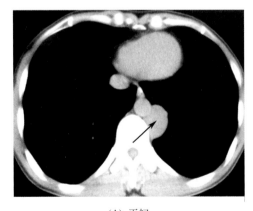
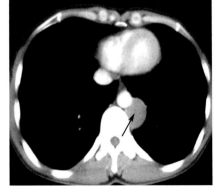

(A) 平扫　　　　　　　　　　　　　　　　　(B) 增强

图 5-1-38　神经源性肿瘤

（A）显示左后纵隔主动脉旁梭形软组织密度肿块影（→），边界光滑；（B）显示边缘轻微强化（→）

12. 纵隔常见囊性疾病的鉴别诊断

	支气管囊肿 （图 5-1-39）	食管囊肿 （图 5-1-33）	胸腺囊肿 （图 5-1-40）	心包囊肿 （图 5-1-41）	囊性淋巴 管瘤 （图 5-1-42）	神经肠源 性囊肿 （图 5-1-43）	皮样囊肿 （图 5-1-44）
好发 年龄	儿童	婴儿和 儿童	中年人	儿童	儿童	年轻人	青少年
好发 部位	中纵隔,气 管隆嵴上下 向右突出	后纵隔前 部食管旁	前纵隔	右侧心膈 角区,内缘紧 贴心包	前纵隔,少 部分从颈部 或腋窝区扩 散而来	后纵隔,贴 近食管	前 纵 隔 中部
病灶 形态	类圆形,边 缘光整,壁 薄,与气管相 通,可见气- 液平面	圆形或椭 圆形,轮廓 光滑	单腔或多 腔,壁薄	圆形或椭 圆形,边缘光 滑,壁薄,随 体位改变而 改变	单房或多 房,壁薄,偶 见钙化	类圆形,壁 薄,与消化道 连通可见气- 液平面	类圆形,分 叶状,内可见 分隔,囊壁可 见钙化
密度	低或稍高 密度	水样密度	水样密度	水样密度	水样密度	水样密度	水样密度、 脂肪密度
备注	—	—	—	—	多伴发脊 柱异常	—	—

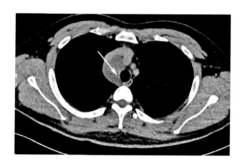
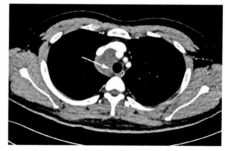

(A) 轴位纵隔窗平扫　　　　　　　　　　　　　(B) 轴位纵隔窗增强

图 5-1-39　支气管囊肿

纵隔内可见囊性低密度影，与气管关系密切，增强扫描无强化（→）

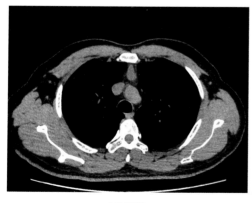

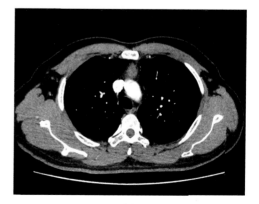

(A) 平扫　　　　　　　　　　　　　　　　　(B) 增强

图 5-1-40　胸腺囊肿

（A）显示前纵隔内椭圆形低密度肿块影，边界清晰；（B）显示增强扫描未见强化

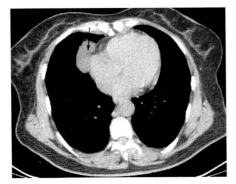

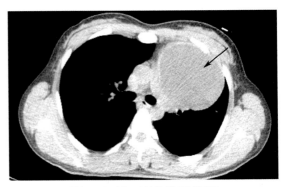

图 5-1-41　心包囊肿

CT 平扫显示右心缘旁椭圆形囊性占位（→），边缘清楚，与心包关系密切

图 5-1-42　囊性淋巴管瘤

CT 平扫显示纵隔偏左侧较大囊性占位（→），密度均匀，边缘光滑，邻近结构受压

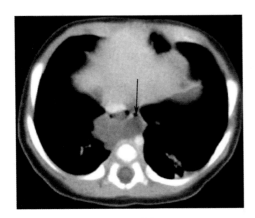

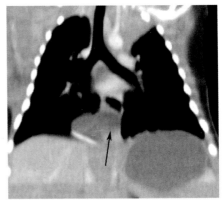

(A) 增强（轴位）

(B) 增强（冠状位）

图 5-1-43　神经肠源性囊肿

后纵隔近食管处类圆形水样低密度灶（→），壁薄，其内可见分隔影，增强扫描未见强化

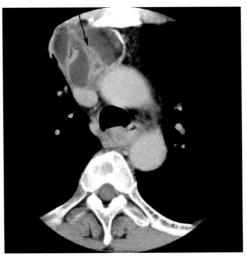

图 5-1-44　皮样囊肿

CT 平扫显示右前纵隔囊性占位（→），囊内可见分隔，囊壁明确，左侧缘可见弧线状钙化

13. 纵隔淋巴结疾病的鉴别诊断

	淋巴结转移 (图 5-1-45)	淋巴瘤 (图 5-1-46)	淋巴结结核 (图 5-1-47)	结节病 (图 5-1-48)
临床特点	可寻原发灶	好发于 55 岁左右，对放疗及化疗敏感	多见于 20 岁以下，可见肺部原发灶	多见于 20～45 岁女性，Kveim 试验阳性
好发部位	常见于一侧肺门和气管旁淋巴结	两侧气管旁和肺门旁淋巴结，以前者为主	常见于一侧肺门和（或）同侧气管旁淋巴结	多器官受累，常以双侧肺门淋巴结肿大为主，多累及肺部
淋巴结形态	类圆形、分叶状肿大，包绕血管	肿大淋巴结散在分布或互相融合	肿大淋巴结可呈融合状	肺门淋巴结肿大显著，呈土豆状
肺部受累情况	多发大小不等球形致密影	大小不等结节影，可合并空洞或支气管气像，支气管血管束增粗	肺泡结节影、斑片影，病灶密度不均	小结节、斑片影、小叶间隔增厚，串珠状支气管血管束增粗
钙化、坏死	可见液化坏死	10%～21% 出现坏死	常见坏死和钙化	一般无
强化特点	均匀强化	低到中度强化	环形强化	中至明显均匀强化

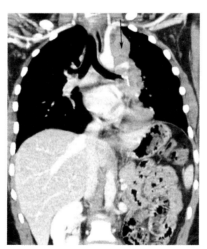

图 5-1-45　（左肾癌)淋巴结转移

CT 增强扫描冠状位重建可见左侧纵隔及肺门多个肿大淋巴结融合成团（→），左肺动脉包绕，增强扫描不均匀强化

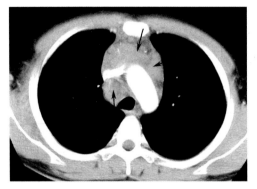

图 5-1-46　霍奇金淋巴瘤

CT 增强可见前纵隔及中纵隔多组
淋巴结增大（→），其内密度不均

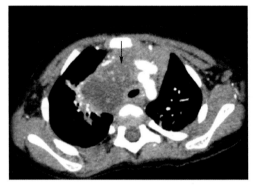

图 5-1-47　淋巴结结核

CT 增强扫描显示右侧肺门及纵隔内
不规则软组织密度影（→），其内可见
大片液化坏死区，增强扫描未见强化

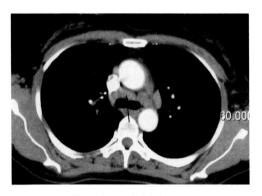

(A) 增强（主-肺动脉窗水平）

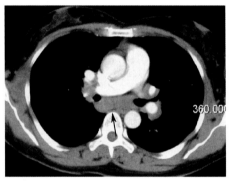

(B) 增强（气管隆突水平）

图 5-1-48　结节病

（A）显示主-肺动脉窗和上腔静脉后淋巴结肿大（→）；（B）显示双侧肺门和隆突下淋巴结肿大（→）

二、心脏大血管疾病鉴别诊断

1. 心肌及心包常见疾病的鉴别诊断

	扩张型心肌病 （图 5-2-1）	肥厚型心肌病 （图 5-2-2）	限制型心肌病 （图 5-2-3）	缩窄性心包炎 （图 5-2-4）
病因	缺血性心脏病、病毒性感染等导致心肌间质纤维化，心腔扩张	遗传、内分泌紊乱、高血压等导致心肌肥厚，心腔扩张	淀粉样变、糖原沉积、血色沉积病导致心内膜和内层心肌纤维化和附壁血栓形成	化脓性渗出、出血性渗出、纤维蛋白性渗出导致心包增厚，引起心室充盈的顺应性减低
临床症状	心悸、气短、头痛、眩晕	心悸、气短、头痛、眩晕	右心型表现为肝大、腹水；左心型表现为呼吸困难、胸痛	劳力性呼吸困难、腹部膨胀、心尖搏动减弱
好发年龄	中年	青少年	中年	青少年、中老年均可

	扩张型心肌病 (图 5-2-1)	肥厚型心肌病 (图 5-2-2)	限制型心肌病 (图 5-2-3)	缩窄性心包炎 (图 5-2-4)
CT 表现	左心室球形扩张,多伴有右心室扩张,室壁厚度正常或减低,室壁收缩期增厚率普遍下降,室壁运动减弱,心室容积增加,射血分数减低	室壁增厚,常累及肌部室间隔引起非对称性间隔肥厚,收缩期左心室流出道狭窄,可见低信号喷射血流束;心腔不扩张,且多缩小、变形	右室型表现为右室流出道狭窄、变形,右心室壁增厚,右心房扩张,心包积液;左心型表现为左房右室扩张,左心室流入道变形,射血分数及室壁动度减低	心包局部或全部增厚(5～20mm),增强后强化明显,双心室受压变形,以右心室为主;心包可见钙化,心包及胸腔可见积液
备注	首选超声检查	首选超声检查	首选超声检查	首选超声检查

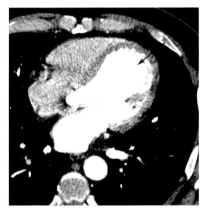 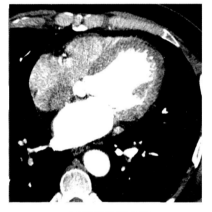

(A) 增强(收缩末期)   (B) 增强(舒张末期)

图 5-2-1　扩张型心肌病

心室腔扩大，尤以左心室为著（→）；各部心肌呈普遍性
运动减弱，尤以舒张期功能减弱为主

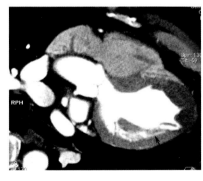 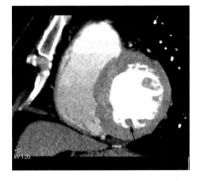

(A) 增强(左室长轴)   (B) 心室短轴位重建

图 5-2-2　肥厚型心肌病

可见室间隔及左室后壁不对称增厚（→），以室间隔为著，
略凸向左室流出道，流出道略变窄

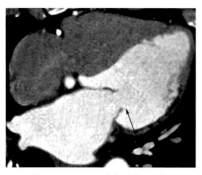

图 5-2-3　限制型心肌病
心脏 CT 增强扫描可见左心房、
右心室扩张，左心室流入道
变形，室壁变薄（→）

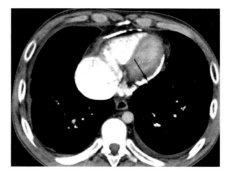

图 5-2-4　缩窄性心包炎
胸部 CT 增强横断面显示双侧心室面心包
增厚伴广泛弧线样钙化（→），心室腔受压
变小，右房增大，双侧少量胸膜增厚

2. 心肌常见肿瘤的鉴别诊断

	心房黏液瘤 （图 5-2-5）	纤维瘤 （图 5-2-6）	脂肪瘤 （图 5-2-7）	横纹肌肉瘤 （图 5-2-8）
好发年龄	成人	婴幼儿	成人	儿童或年轻人
好发部位	多起源于房间隔，以窄基底与其相连，并向心腔内生长	心室心肌内，常见于左室游离壁或室间隔	多原发于心外膜，在心房、心室无差异	各房室及间隔心肌壁均可发生，常累及一个以上心腔，可侵犯心包和大血管
病灶形态	圆形或椭圆形，多呈浅分叶状，有蒂与心房间隔相连，肿瘤位置可随心动周期而变化，有时脱入左室	卵圆形或分叶状，常有薄层假薄膜，边界清楚	椭圆形或分叶状，边界清楚	形态不规则，边界不清，可见坏死、出血
CT密度	稍低密度	密度稍低于心肌	脂肪密度	不均匀软组织密度
强化特点	不均匀强化	强化程度较正常心肌弱	无强化	一般均匀强化，坏死后内部不强化

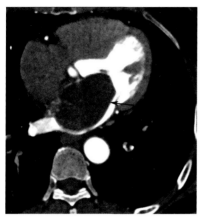

图 5-2-5 左房黏液瘤
CT 增强扫描显示左房内椭圆形
软组织密度肿块影（→），与房间
隔相连，肿瘤向左室内突入

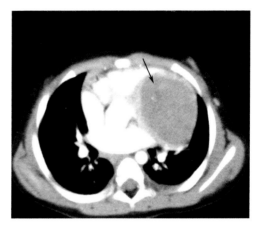

图 5-2-6 心脏纤维瘤
CT 增强扫描显示心室心肌内巨大
椭圆形肿块影（→），密度稍低于
心肌，增强扫描未见明显强化

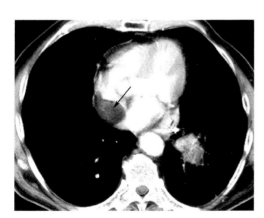

图 5-2-7 心脏脂肪瘤
CT 增强扫描显示心脏右房壁上分
叶状低密度肿块影（→），其密度与
脂肪相近，肿块向右房腔内突入

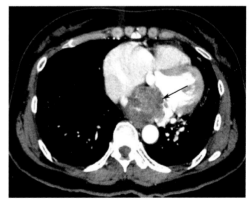

图 5-2-8 心脏横纹肌肉瘤
CT 增强扫描显示左房内分叶状软组织密度
肿块影（→），边缘不规整，周围血管推挤、
移位，增强扫描不均匀强化

3. 主动脉疾病的鉴别诊断

	马方综合征 （图 5-2-9）	真性动脉瘤 （图 5-2-10）	假性动脉瘤 （图 5-2-11）	主动脉夹层 （图 5-2-12）
临床 表现	全身多系统病变,主要表现为肢体细长、蜘蛛指、鸡胸、晶状体脱位、高度近视	胸背疼痛、咳嗽、气短、声音嘶哑、吞咽困难	局部有肿块,并有膨胀性搏动,可触及收缩期震颤,听到收缩期杂音	突感胸部疼痛,向胸前及背部放射,严重者发生休克和猝死
病因 病理	遗传性结缔组织病、主动脉中层囊性坏死、弹力纤维断裂和黏液变性等,导致主动脉窦扩张、主动脉瘤,少数并发主动脉夹层	动脉硬化、梅毒、创伤、感染或马方综合征导致主动脉壁薄弱扩张,其瘤壁保留正常动脉壁的三层结构	一般由于外伤、医源性原因导致动脉壁破裂后形成血肿,周围包绕结缔组织所致,"瘤壁"由机化的纤维组织构成,无正常动脉壁的三层结构	高血压、马方综合征、动脉粥样硬化时动脉壁中膜弹力组织和平滑肌病变,血液从内膜破口进入中膜,将主动脉壁分为双层,90%内膜有破裂口
好发 部位	主动脉窦或主动脉根部	可侵犯主动脉任何部位	动脉韧带水平的主动脉峡部	破裂口位于升主动脉或主动脉弓,病变局限或延伸腹主动脉远端
病灶 形态	扩张动脉呈囊状,矢状位或冠状位呈大蒜头状	主动脉梭形或囊状扩张,直径大于其近心端正常血管管径的1/3,有时内可见到血栓	主动脉局限性囊状膨出,慢性病例常有不规则血栓或钙化	伴或不伴主动脉扩张,可见到内膜片,双腔主动脉结构
CT 表现	综合真性动脉瘤和主动脉夹层的特点	主动脉呈梭形、囊状扩张,内可见附壁血栓	主动脉呈偏心性厚壁囊状扩张,瘤内可见不规则血栓	主动脉呈双腔改变,之间见线状内膜片,真腔强化明显

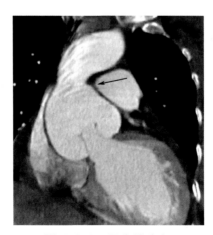

图 5-2-9　马方综合征

CT 增强扫描显示主动脉窦及主动脉根部局限性扩张, 扩张动脉呈囊状, 冠状位呈大蒜头状 （→）

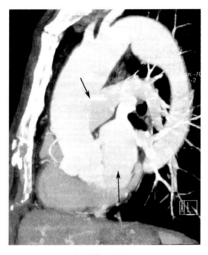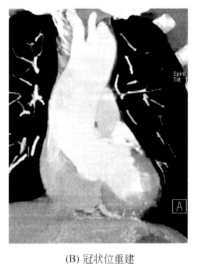

(A) 矢状位重建　　　　　　　　　　　　(B) 冠状位重建

图 5-2-10　真性动脉瘤

增强 CT 三维重建显示升主动脉及主动脉弓部见两处主动脉瘤（→），
分别呈梭形及囊状，以近侧病变为著，管腔直径约 50mm

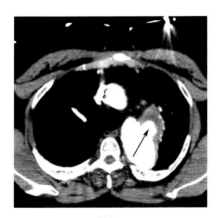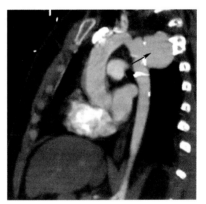

(A) 增强　　　　　　　　　　　　　　(B) 矢状位重建

图 5-2-11　假性动脉瘤

主动脉可见局限性囊状膨出（→），侧壁可见
新月形低密度充盈缺损，为血栓形成

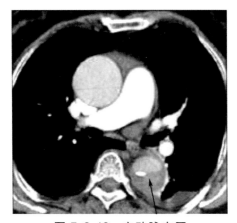

图 5-2-12　主动脉夹层

胸部 CT 增强扫描可见胸主动脉钙化内膜片移位，假腔
位于背侧，其内大量血栓形成，基本无强化（→）；
周围受压肺组织成弧线样强化带；左侧胸腔积液

第六部分

腹部与盆腔 》》》

一、消化系统疾病鉴别诊断

1. 肝脏实性疾病的鉴别诊断（1）

	肝癌 （图 6-1-1）	血管瘤 （图 6-1-2）	肝脓肿 （图 6-1-3）	转移瘤 （图 6-1-4）	肝内胆管 细胞癌 （图 6-1-5）	血管平滑 肌脂肪瘤 （图 6-1-6）	血管肉瘤 （图 6-1-7）
临床 特点	消瘦、乏力、呕血、黑便，有肝炎及肝硬化病史，甲胎蛋白升高	通常无明显症状，较大者有腹痛、腹胀	寒战、高热、右上腹疼痛、肝大、压痛	有原发病灶，多来自胃肠道恶性肿瘤	60 岁左右多见，右上腹胀痛，可有黄疸	中青年女性多见，无肝炎、肝硬化病史	60～70 岁多见，甲胎蛋白多正常，多有二氧化钍接触史
病灶 形态	单发多见，分巨块型、结节状、混合型及弥漫型	圆形或类圆形，单发或多发	类圆形，可有分隔，呈多房状，周围可见水肿	类圆形，常多发，界清或不清	类圆形或分叶状，多大于 5cm，可见扩张胆管	单发肿块，内含脂肪成分，边界清楚	多结节、单发、巨大或弥漫、小结节状
出血、 坏死、 囊变	较大者多液化、坏死及出血	较大者可合并出血或血栓形成	液化、坏死多见，内可见气-液平面	中心常液化坏死，出血少见	很少出现囊变、坏死	偶尔合并出血	易合并出血、坏死
CT 特征	低密度或稍低密度，假包膜呈低密度	均匀低密度，中心可见裂隙状更低密度区	稍低密度，呈环征或靶征，中心可见气-液平面	多发稍低密度肿块，较大者可见低密度坏死	不均匀稍低密度，假包膜少见	不均匀等低密度，内含脂肪样密度	大部分呈低密度，出血、坏死时密度不均
强化 特点	造影剂快进快出，病灶呈不均匀强化，表现为周边强化或弥漫性强化	渐进式强化，早期边缘结节样强化，小血管瘤早期可完全强化	边缘及分隔明显强化，呈花瓣征、靶环征	边缘环形强化，消退较快，强化均匀，内缘呈锯齿状或毛刺状	早期周边薄环状强化，静脉期及延迟期强化较明显，强化范围增大	肿瘤内血管成分动脉期中度或明显强化，门脉期及延迟期持续强化	开始周边环形、斑片状强化，延迟期持续强化

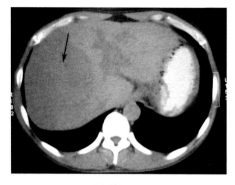
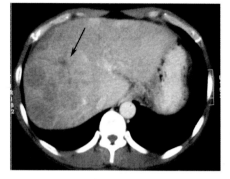

(A) 平扫 　　　　　　　　　　　　　　　　(B) 增强

图 6-1-1　肝癌

（A）显示肝脏右后叶团块状低密度影（→）；（B）显示肝脏
右后叶病变不均匀强化，可见间隔强化（→）

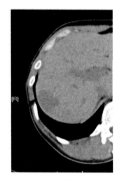
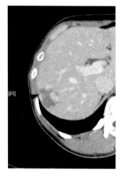
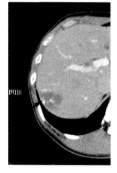
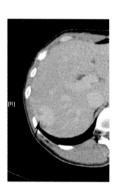

(A) 平扫 　　　　(B) 动脉期增强 　　　　(C) 静脉期增强 　　　　(D) 实质期增强

图 6-1-2　肝血管瘤

肝脏 S6 段被膜下可见类圆形低密度灶（→），边界清楚，CT 值约 40Hu，大小约为
2.7cm×3.0cm。增强扫描动脉期边缘结节状强化，随后逐渐向病灶
中心填充，至延迟期强化高于周围肝实质

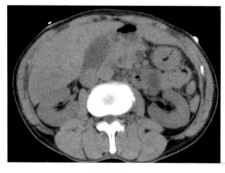
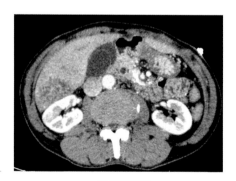

(A) 平扫 　　　　　　　　　　　　　　　　(B) 增强扫描

图 6-1-3　肝脓肿

肝脏右后叶下段叶稍低密度灶，密度不均，边缘模糊。增强扫描示肝右叶病灶不均匀强化，
边缘强化明显，周围稍低密度片影

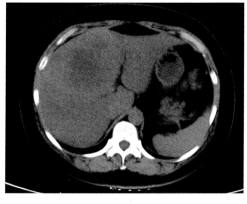 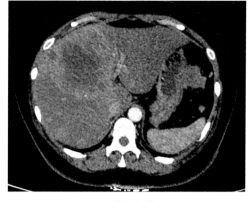

(A) 平扫   (B) 增强扫描

图 6-1-4 肝转移瘤

（A）示肝脏多发小结节样低密度影，边界不清；
（B）示肝脏内多发低密度灶动脉期周边强化

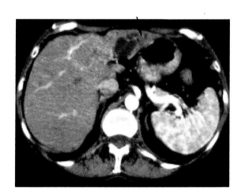 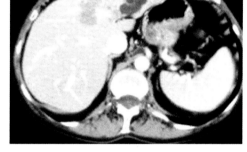

(A) 平扫   (B) 增强

图 6-1-5 肝内胆管细胞癌

肝左叶肿块（→），增强扫描动脉期和门脉期均呈轻度强化，门脉期强化程度
低于肝实质，远端胆管扩张

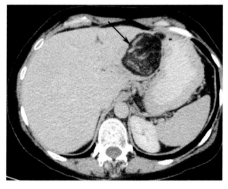 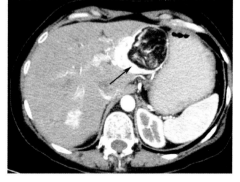

(A) 平扫   (B) 增强

图 6-1-6 血管平滑肌脂肪瘤

（A）显示肝左叶肿块内含脂肪成分（→），边界清楚；
（B）显示肿瘤内血管成分动脉期明显强化（→）

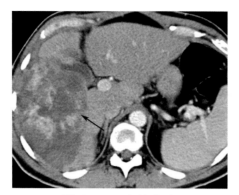

图 6-1-7　血管肉瘤

CT 增强扫描可见肝右叶巨大肿块影（→），明显强化，延迟期持续强化；
其内可见低密度液性坏死区；包膜不完整提示肿瘤破裂

2. 肝脏实性疾病的鉴别诊断（2）

	肝细胞 腺瘤 （图 6-1-8）	局灶性结 节增生 （图 6-1-9）	纤维板层 型肝癌 （图 6-1-10）	炎性 假瘤 （图 6-1-11）
临床 特点	青年女性多见,90%的病例有口服避孕药历史	女性多见,没有典型的临床症状	好发于中青年患者,甲胎蛋白多为阴性,一般无肝炎及肝硬化病史	儿童多见,主要表现为上腹部疼痛、间歇性发热伴消瘦
病灶 形态	类圆形或浅分叶状,可有包膜,包膜不完整或缺失	分叶状,多数具有星芒状或不规则形的中心瘢痕	分叶状,直径多在10cm以上,边界清楚,约半数病例病灶中心可见星芒状瘢痕	类圆形、椭圆形或不规则形,边界模糊
钙化	少见	少见	约1/3病例合并钙化	少见
出血、 坏死、 囊变	易合并出血	少见	少见	少见
CT 表现	低密度肿块,内可见斑片状高密度出血	稍低密度或等密度,中心瘢痕呈低密度	稍低密度肿块,瘢痕呈低密度	等密度或混杂稍低密度
强化 特点	动脉期强化,强化程度较局灶性结节增生弱	病灶快速明显强化,中心瘢痕呈延迟强化,少数瘢痕早期有强化	肿瘤弥漫性强化,强化程度较局灶性结节增生低,中心瘢痕无强化	动脉期无强化,门脉期及延迟期均匀强化或周边轻中度强化

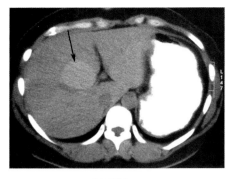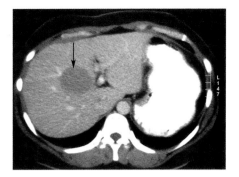

(A) 平扫   (B) 增强

图 6-1-8 肝细胞腺瘤

（A）显示肝右叶 S4 段椭圆形高密度灶（→），提示合并出血；（B）显示肿瘤边缘轻微强化（→）

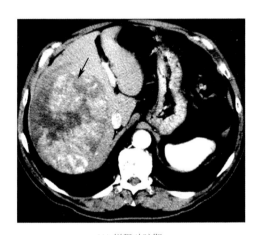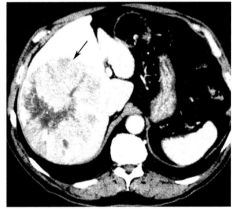

(A) 增强动脉期   (B) 增强门脉期

图 6-1-9 局灶性结节增生

（A）显示肝右叶巨大椭圆形肿块影（→）动脉期病灶快速明显强化；

（B）显示门脉期中心瘢痕延迟强化（→）

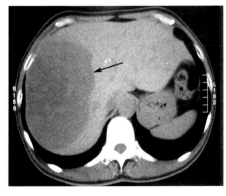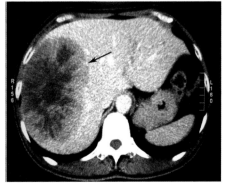

(A) 平扫   (B) 增强

图 6-1-10 纤维板层型肝癌

（A）显示肝右叶巨大占位性病变（→），其内可见纤维分隔影；（B）显示肿瘤弥漫性强化（→），中心瘢痕无强化

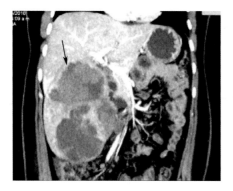
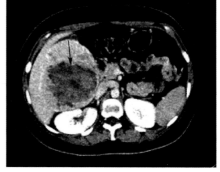

|(A) 增强动脉期|(B) 增强延迟期|

图 6-1-11　炎性假瘤

（A）显示肝右叶巨大肿块影（→），其内密度不均，呈多囊性液性低密度影，
动脉期无强化；（B）显示延迟期周边囊壁轻度强化（→）

3. 肝脏囊性疾病的鉴别诊断

	肝囊肿 （图 6-1-12）	多囊肝 （图 6-1-13）	先天性肝内 胆管扩张 （图 6-1-14）	肝棘球 蚴病 （图 6-1-15）	胆管 囊腺瘤 （图 6-1-16）	胆管 囊腺癌 （图 6-1-17）
临床 特点	多无症状	常合并多囊 脾、多囊肾	常合并胆管 炎和肝脓肿	畜牧区多见， 病程长	腹胀、胃部不 适，腹痛	上腹胀痛
好发 年龄	成人多见	先天性病变	先天性病变	20～40 岁	50 岁女性 多见	50 岁女性多见
病灶 形态	类圆形，多发 常见	大小不等，直 径一般小于 1.5cm，病灶相 互融合，弥漫 分布	肝内胆管呈 串珠样或多囊 状，向肝门部 集中	类圆形或分 叶状，可见分隔 或大囊套小囊， 周围可见卫 星灶	多房囊肿多 见，直径 2～ 25cm，可见分 隔和壁结节，边 界较清楚	单房囊肿多见， 可见分隔和囊内 乳头状结构，实质 部分较多，囊壁厚 薄不均
钙化	囊壁很少 钙化	少见	扩张胆管内 可见结石	50% 囊壁 钙化	间隔可钙化	少见
CT 密度	均匀低密度	均匀低密度	均匀低密度	不均匀低 密度	囊性部分呈 低密度	低密度肿块，其 内液体密度
强化 特点	无强化	多数无强化， 少数边缘强化	无强化	囊壁和分隔 强化，呈水上浮 莲征	包膜、囊壁结 节和间隔强化	囊壁和分隔可 强化，实质部分中 等强化

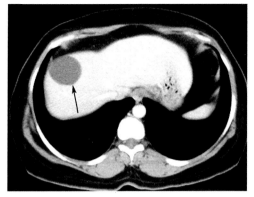

图 6-1-12　肝囊肿

CT 增强扫描显示肝右顶叶类圆形低密度灶（→），其内密度均匀，边界清晰，未见强化

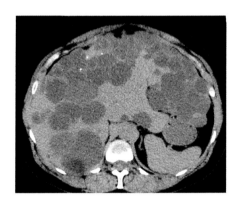

(A) 平扫　　　　　　　　　　　　　　　　　(B) 增强

图 6-1-13　多囊肝

（A）显示肝内多发囊性低密度灶，大小不等，病灶相互融合，弥漫分布；

（B）显示增强扫描未见强化

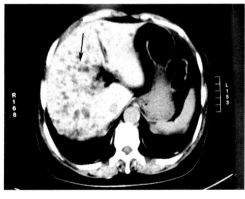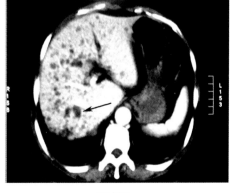

(A) 平扫　　　　　　　　　　　　　　　　　(B) 增强

图 6-1-14　先天性肝内胆管扩张

（A）显示肝内多囊性低密度灶（→），胆管呈串珠样改变，向肝门部集中，

其内散在钙化灶及结石影；（B）显示增强扫描未见强化（→）

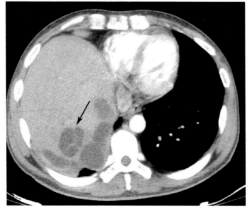

图 6-1-15 肝棘球蚴病（肝包虫病）

CT 增强扫描显示肝内多发囊性病灶（→），壁稍厚，
部分有分隔；增强扫描囊壁和分隔轻微强化

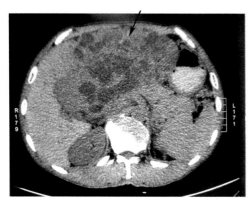

(A) 平扫

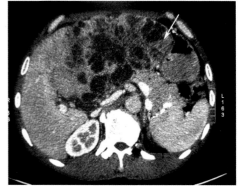

(B) 增强

图 6-1-16 胆管囊腺瘤

（A）显示肝左叶多房囊性低密度灶（→），可见软组织分隔和壁结节，边界较清楚，
间隔散在斑点状钙化；（B）显示增强扫描包膜、壁结节和间隔轻微强化（→）

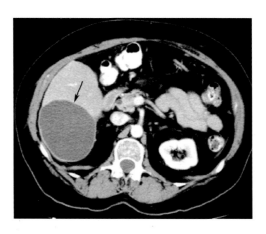

图 6-1-17 胆管囊腺癌

CT 增强扫描显示肝右叶单房囊性低密度灶（→），边界清晰，囊壁较厚，囊壁轻微强化

4. 肝脏结节样疾病的鉴别诊断

	肝血管瘤 （图 6-1-2）	肝硬化再生结节 （图 6-1-18）	小肝癌 （图 6-1-19）
大小	≤4cm	<1cm	≤3cm
包膜	无	无	有
CT 密度	低密度或等密度	稍高密度	低密度、等密度、高密度均可
强化 特点	动脉期可完全强化,门脉期及延迟期仍强化	动脉期无强化,门脉期及延迟期强化较肝实质弱	动脉期明显强化,门脉期呈低信号,呈快进快出特点

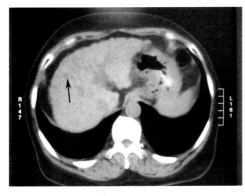
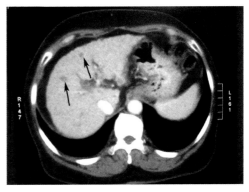

(A) 平扫　　　　　　　　　　　　　　　　(B) 增强

图 6-1-18　肝硬化再生结节

（A）肝表面凹凸不整，可见多发稍高密度结节影，边界不清（→）；

（B）增强扫描呈弱强化，强化程度较肝实质弱（→）

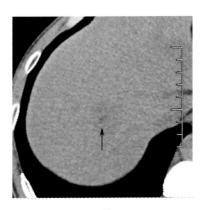
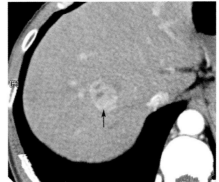

(A) 平扫　　　　　　　　　　　　　　　　(B) 动脉期增强

图 6-1-19

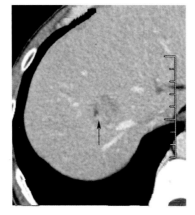
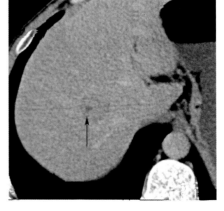

(C) 静脉期增强 　　　　　　　　　　(D) 实质期增强

图 6-1-19　小肝癌

平扫显示肝脏 S8 段结节状稍低密度影（→），边缘模糊，直径约 2.7cm，内部密度欠均匀，
可见小片状更低密度影。增强扫描显示肝脏 S8 段病变（→）于动脉期明显不均匀强化，
静脉期及实质期扫描强化程度减低，低于周围肝实质

5. 小儿肝脏肿瘤的鉴别诊断

	肝癌 （图 6-1-20）	肝血管内 皮细胞瘤 （图 6-1-21）	肝母细 胞瘤 （图 6-1-22）	间叶性 错构瘤 （图 6-1-23）	未分化胚 胎性肉瘤 （图 6-1-24）
临床 特点	5 岁以上儿童多见，AFP 升高	6 个月内婴儿多见，20%～45%伴皮肤血管瘤，AFP 正常或轻度升高	90%见于 3 岁以下，1/5 的病人 AFP 及 HCG 升高	2 岁左右好发，肿块呈进行性生长，AFP 阴性	6～10 岁儿童多见，AFP 阴性
病灶 形态	结节型或巨块型，边缘不规则	单发或多发，类圆形或分叶状	多为单发巨大肿块，呈圆形或不规则形，边界较清楚	巨大，囊实性，囊性为主，边界清楚	巨大单囊或多囊病变，直径 10～25cm，内可见不同程度实性部分
出血、 坏死、 囊变	可见	40%可见	可见	囊变为主	常见
钙化	少见	可见	可见，呈弧形、细条状或结节状	部分实质部分可见沙砾样钙化	无
CT 特征	低密度或稍低密度肿块，内可见更低密度液化坏死	均匀或不均匀低密度	密度不均，内可见低密度液化坏死区	低密度灶，其内可见大小不等的囊腔，可见分隔，无壁结节	囊性部分呈低密度，出血坏死时呈混杂密度
强化 特点	快进快出强化特点	由边缘向中心渐进性强化特点	多数边缘强化	病灶实质部分可强化	不均匀强化，延迟期强化明显

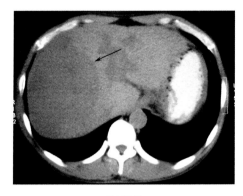
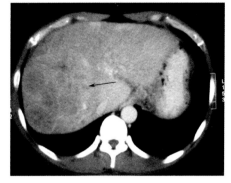

(A) 平扫   (B) 增强

图 6-1-20　巨块型肝癌

（A）显示肝右叶巨大低密度肿块影（→），边缘不规则低密度或稍低密度肿块，内可见更低密度液
化坏死区；（B）显示增强扫描肿块内不均匀强化（→），坏死区未见强化

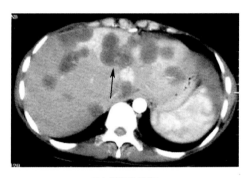

(A) 增强动脉期   (B) 增强静脉期

图 6-1-21　肝血管内皮细胞瘤

肝内多发类圆形低密度灶（→），边缘云絮状模糊稍低密度影围绕，（A）显示边缘强化，
（B）显示强化由边缘向中心渐进性扩展

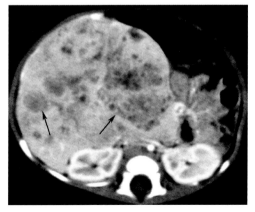

图 6-1-22　肝母细胞瘤

CT 增强扫描显示肝内巨大低密度肿块影，边界较清楚，密度不均，
其内可见多发低密度液化坏死区，增强扫描边缘强化（→）

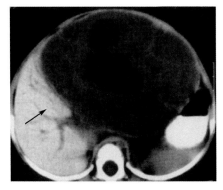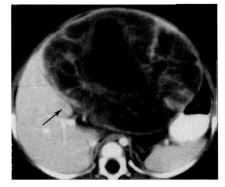

(A) 平扫 (B) 增强

图 6-1-23 间叶性错构瘤

（A）显示肝左叶巨大囊实性肿块（→），以囊性为主，可见分隔，边界清楚；
（B）显示增强扫描囊壁及间隔等实性成分明显强化（→）

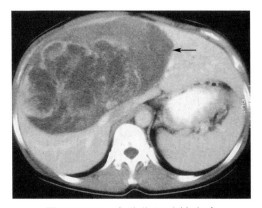

图 6-1-24 未分化胚胎性肉瘤

CT 增强扫描显示肝内多囊性病变（→），内可见不同程度实性部分及间隔影，
呈稍高密度改变，增强扫描其内实性部分及间隔强化

6. 肝弥漫性疾病的鉴别诊断

	脂肪肝 （图 6-1-25）	肝硬化 （图 6-1-26）	弥漫性 肝癌 （图 6-1-27）	弥漫性 肝转移瘤 （图 6-1-28）	结节病 （图 6-1-29）	肝豆状核 变性 （图 6-1-30）	肝血色素 沉积症 （图 6-1-31）
临床 特点	多见于肥胖病人或过量饮酒者，临床表现为肝区不适、胀痛	常继发腹水、脾大，一般有肝炎病史	常合并肝硬化、肝炎、血色病、门脉癌栓，AFP多阳性	原发灶多位于胃肠道，很少有肝硬化，AFP阴性	多器官受累，可累及胸部、皮下组织、黏膜、淋巴结、骨骼	儿童和青年多见，角膜边缘可见 K-F 环，临床多合并肝硬化	40～60 岁多见，临床表现为皮肤色素沉着、关节病、糖尿病
肝脏或 病灶 形态	肝体积增大，左、右叶比例正常	肝左、右叶比例失调，肝裂增宽，肝表面凹凸不平	肝内弥漫分布细小癌结节	肝内多发类圆形病灶，边界较清楚	肝大，肝内多发小结节，直径2～3mm	肝脏形态变化同肝硬化	肝大，可合并肝硬化，内可见多发小结节改变

	脂肪肝 (图 6-1-25)	肝硬化 (图 6-1-26)	弥漫性 肝癌 (图 6-1-27)	弥漫性 肝转移瘤 (图 6-1-28)	结节病 (图 6-1-29)	肝豆状核 变性 (图 6-1-30)	肝血色素 沉积症 (图 6-1-31)
CT 特征	肝实质密度均匀或不均匀减低,肝脾 CT 值倒置	肝实质密度不均匀,可见高低密度相间的结节样增生	弥漫性稍低密度结节影,有时平扫很难发现	弥漫性大小不等低密度结节影,呈牛眼征、靶征、晕征	弥漫性等密度或稍低密度小结节影	早期无改变,后期肝脏密度升高,可见弥漫结节影	肝实质密度普遍增高,CT值可达 70Hu以上
强化特点	无明显强化,血管无移位及受侵	肝再生结节强化程度稍低于肝实质	不均匀强化,呈快进快出型	不同程度环形强化	延迟期有轻微强化	无明显强化	无明显强化

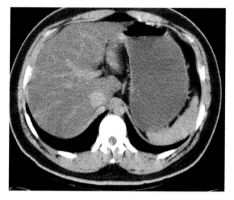 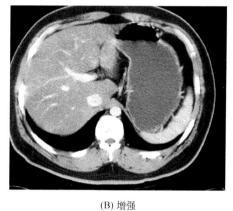

(A) 平扫   (B) 增强

图 6-1-25 脂肪肝

(A) 显示肝脏形态饱满,表面光滑,各叶比例协调,肝实质密度明显低于脾脏,CT 值约为 10Hu,
肝内血管影呈高密度;(B) 显示增强扫描肝实质强化均匀,肝内血管无异常

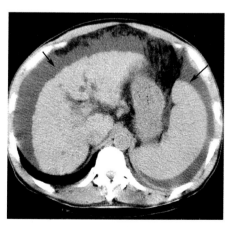 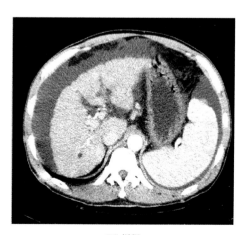

(A) 平扫   (B) 增强

图 6-1-26 肝硬化

(A) 显示肝脏右叶缩小,左叶及尾状叶增大,肝脏表面不光整,呈波浪状,肝内小囊肿。
脾增大,近 9 个肋单元,肝脾周围见水样密度影 (→);(B) 显示增强扫描肝脏不均匀强化,
肝内动脉普遍变细,走行迂曲,门脉主干直径为 1.7cm

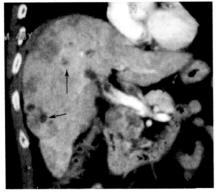
(A) 增强

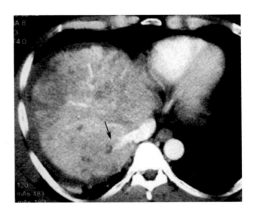
(B) 冠状位重建

图 6-1-27　弥漫性肝癌

肝内弥漫性分布低密度结节影（→），大小不等，边界不清，增强扫描动脉期边缘明显强化

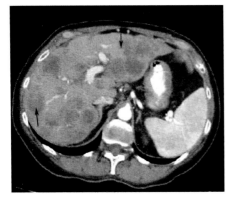

图 6-1-28　弥漫性肝转移瘤

CT 增强扫描显示肝内多发类圆形病灶，边界
较清楚，增强扫描可见不同程度
环形强化，呈晕征改变（→）

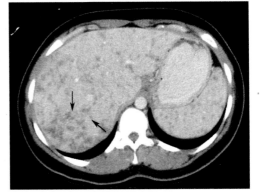

图 6-1-29　结节病

CT 增强扫描显示肝大，肝内弥漫性分布的
多发低密度小结节影（→），增强扫描边缘
轻微强化，可见脾脏同时受累

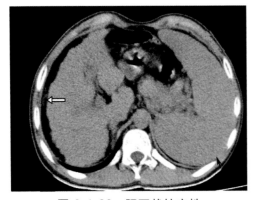

图 6-1-30　肝豆状核变性

CT 平扫显示肝脏右叶缩小，肝脏表面不
光整，呈波浪状（⇨），肝内密度略增高，
脾明显增大（→），呈典型肝硬化表现

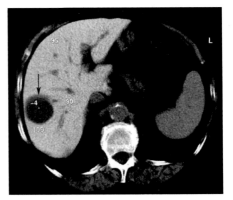

图 6-1-31　肝血色素沉积症

CT 平扫显示肝表面尚光滑，肝实质密度普遍
增高，CT 值在 90～100Hu 之间，
肝右叶同时可见肝囊肿（→）

7. 胆囊疾病的鉴别诊断

	胆囊结石 （图 6-1-32）	胆囊炎 （图 6-1-33）	胆囊息肉 （图 6-1-34）	胆囊腺肌症 （图 6-1-35）	胆囊癌 （图 6-1-36）
临床特点	中年女性多见，一般无症状，但结石嵌顿颈部时会有胆绞痛症状，一般呈阵发性	右上腹持续性绞痛、阵发性加剧，向右肩或背部放射；可伴发热、寒战、恶心、呕吐	分胆固醇息肉和炎性息肉，前者多见，右上腹不适或无症状	女性多见，病因不明；右上腹不适或无症状	60 岁以上女性多见，常合并慢性胆囊炎、胆囊结石；CEA 及 CA-199 阳性
CT表现	胆囊内结石密度不等，可有高密度、稍高密度、等密度或低密度结石，呈结节状或环状	胆囊增大或缩小，胆囊壁弥漫性、向心性增厚，厚度大于 3mm，多数病人可见胆囊管内结石嵌顿，胆囊窝积液	常多发，胆固醇息肉直径为 2～4mm，常有蒂与黏膜相连，炎性息肉大小为 5～8mm	胆囊底部多见，分弥漫型、节段型和局限型，壁增厚 3～5 倍，可见壁内憩室，有时胆囊内可见横行分隔	胆囊壁弥漫性或局限性增厚，厚度常 >1cm 或息肉样肿块直径大于 2cm，广基底与胆囊壁相连，可侵犯肝门、胰腺
强化特点	无强化	胆囊壁各期不同程度强化	强化明显	与胆囊壁强化一致	早期实质成分明显强化
备注	—	—	超声为首选方法	超声为首选方法	—

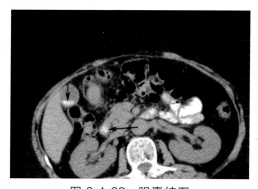

图 6-1-32　胆囊结石

CT 平扫显示胆囊、胆总管内见多发高密度结节影（→），胆囊壁略增厚

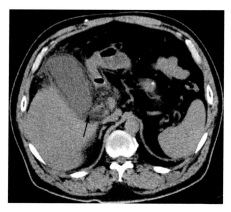 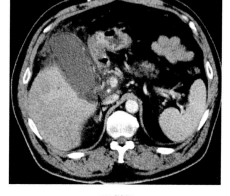

(A) 平扫　　　　　　　　　　　　　　　　　　(B) 增强

图 6-1-33　急性胆囊炎

(A)显示胆囊壁水肿增厚，胆囊窝渗出，脂肪密度增高(→)；(B)显示胆囊壁分层强化，黏膜下层水肿不强化(→)

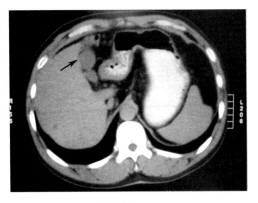
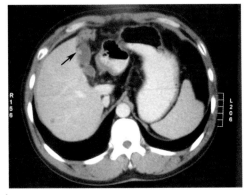

(A) 平扫   (B) 增强

图 6-1-34　胆囊息肉

（A）显示胆囊内稍高密度结节影（→），与胆囊壁分界不清；（B）显示增强扫描结节明显强化（→）

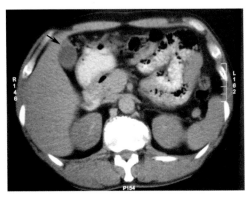

(A) 平扫   (B) 增强

图 6-1-35　胆囊腺肌症

（A）显示胆囊底部局限性胆囊壁增厚（→），局部密度稍高；（B）显示增强扫描轻微强化，与胆囊壁强化基本一致

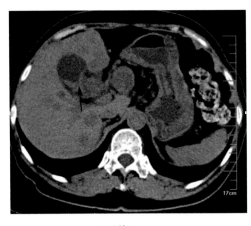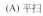
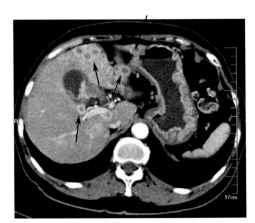

(A) 平扫   (B) 增强

图 6-1-36　胆囊癌

（A）显示肝内多发圆形稍低密度灶，边界欠清，胆囊后壁增厚，胆囊颈部稍低密度肿块（→），CT 值 28Hu，
　　肝门部、小网膜囊处淋巴结肿大融合；（B）显示胆囊后壁、胆囊颈部病灶、肿大淋巴结环形强化，肝内
　　多发类圆形病灶周边强化，内部有更低密度区（→），提示胆囊癌伴多发肝转移瘤、腹腔淋巴结转移

8. 胆管疾病的鉴别诊断

	慢性胆管炎(图6-1-37)	胆管结石(图6-1-38)	胆管癌(图6-1-39)	转移瘤(图6-1-40)
临床特点	由急性胆管炎反复发作形成或一开始就为慢性,常合并胆管结石	结石常嵌顿于胆总管下段;腹痛、寒战、高热、黄疸	60以上男性多见,进行性黄疸、皮肤瘙痒	原发灶可为肝癌、结肠癌、胃癌、胆囊癌、胰腺癌等
CT表现	胆管壁增厚、不光滑,可呈跳跃性,胆管狭窄,一般无截断,狭窄近段扩张	类圆形或铸型管状高密度影,邻近胆管壁增厚,十二指肠乳头肥大,近段胆管扩张	管壁局限偏心性增厚或软组织肿块,增厚常大于5mm,梗阻以上胆管扩张	狭窄段多呈弧形、跳跃性、粗细不均;胆管内癌栓表现为多种类型充盈缺损
强化特点	增厚胆管壁明显强化	无强化	明显强化	轻度强化
备注	—	金标准为ERCP	—	—

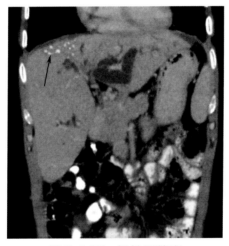

图 6-1-37　慢性胆管炎

CT平扫显示肝内胆管多发斑点状高密度结石影（→），左侧肝内胆管明显扩张,
胆管壁增厚、不光滑,多处胆管可见狭窄

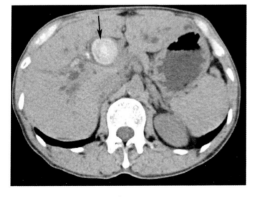

(A) 平扫

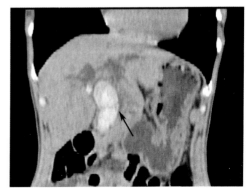

(B) 冠状位重建

图 6-1-38　胆管结石

（A）显示胆总管扩张,内见巨大结石影（→）,最大横截面约为3.1cm×3.0cm；（B）显示结石纵向
走行（→）,直径约6.6cm,胆囊切除,肝内胆管轻度扩张,右肝内胆管可见多发高密度结石影

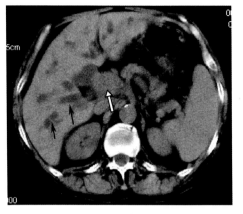
(A) 平扫

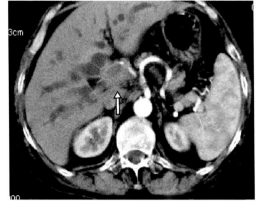
(B) 增强

图 6-1-39　肝门部胆管癌

（A）显示弥漫性肝内胆管扩张（→），肝门部结构紊乱，可见软组织肿块；（B）显示增强扫描肝门部肿块
边缘轻度强化（⇨），包绕压迫肝动脉

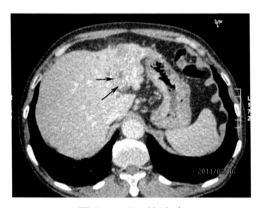

图 6-1-40　转移瘤

CT 增强扫描显示左侧肝内胆管局限性扩张，其内密度不均，可见多发
充盈缺损影提示癌栓形成（→），增强扫描轻度强化

9. 脾疾病的鉴别诊断

	脾囊肿 （图 6-1-41）	脾脓肿 （图 6-1-42）	脾淋巴瘤 （图 6-1-43）	脾血管瘤 （图 6-1-44）	脾转移瘤 （图 6-1-45）	囊性淋 巴管瘤 （图 6-1-46）
临床 特点	常由外伤引起或先天存在	败血症症状，寒战、高热、恶心等	恶心、食欲不振，脾中度增大	无特殊症状	常合并肝转移，有原发灶	少见，多左上腹不适及疼痛
病灶 形态	类圆形或多房分隔，边界清楚	单发或多发囊性病变，少数见气-液平面	结节状或弥漫型，边界不清	类圆形或分叶状，边界清楚	多发结节，边界不清	类圆形，内见分隔，边缘光滑
出血、 坏死、 囊变	囊性，出血少见	均可	可合并出血、坏死	可合并出血、坏死、纤维化	可坏死、出血	囊性

	脾囊肿 （图 6-1-41）	脾脓肿 （图 6-1-42）	脾淋巴瘤 （图 6-1-43）	脾血管瘤 （图 6-1-44）	脾转移瘤 （图 6-1-45）	囊性淋 巴管瘤 （图 6-1-46）
CT 特征	水样均匀低密度病变	圆形或椭圆形稍低密度病变	稍低于正常脾实质，边缘不清	单发低密度占位，部分可见更低密度瘢痕	多发类圆形低密度占位，边界不清	低密度病变，内可见粗大分隔
强化 特点	无强化	脓肿壁环形强化，壁薄厚不均	弥漫型不均匀强化，结节型强化程度略低于脾	早期环形强化，渐进式强化，中心瘢痕无强化	强化程度较弱，边缘不规则强化	边缘及间隔轻度强化

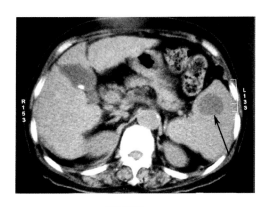
(A) 平扫

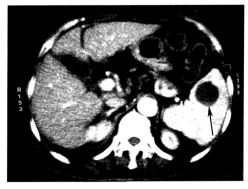
(B) 增强

图 6-1-41 脾囊肿
（A）显示脾脏内类圆形低密度灶（→），其内密度均匀，边界清楚；
（B）增强扫描未见强化（→）

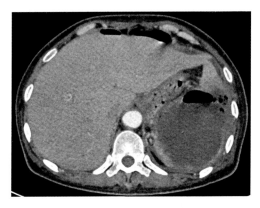

图 6-1-42 脾脓肿
CT 增强扫描示脾脏内囊性病变，边界模糊，
囊壁厚薄不均，增强扫描囊壁可见强化

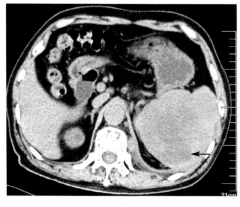
(A) 平扫

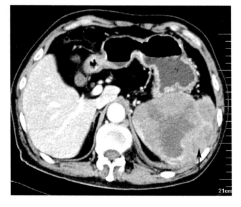
(B) 增强

图 6-1-43　脾淋巴瘤

（A）显示脾脏增大、增厚，其内多发片状低密度灶（→），界限模糊，腹膜后多发肿大淋巴结；
（B）显示脾内病灶周边轻度强化（→），其内强化不明显，可见更低密度坏死，肿大淋巴结
中等程度强化，部分结节内可见低密度无强化区

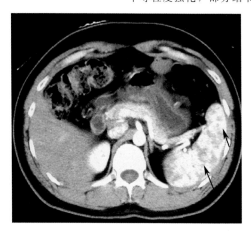
(A) 增强动脉期

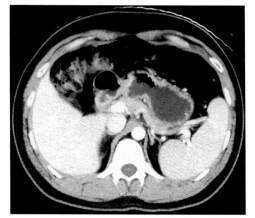
(B) 增强静脉期

图 6-1-44　脾血管瘤

（A）显示脾脏内密度不均，可见多发低密度灶，增强扫描动脉期边缘强化（→）；
（B）显示静脉期呈渐进式强化，对比剂填充最终呈等密度

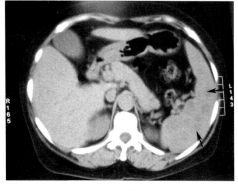

(A) 平扫

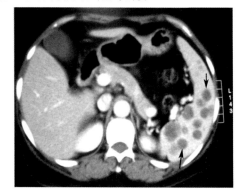
(B) 增强

图 6-1-45　脾转移瘤

（A）显示脾内散在多发圆形稍低密度灶（→），大小不等，边界欠清；
（B）显示增强扫描多发病灶周边强化，边界模糊，呈典型晕征（→）

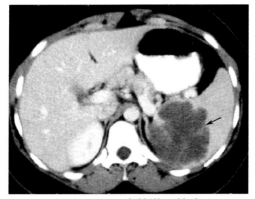

图 6-1-46　囊性淋巴管瘤

CT 增强扫描显示脾内囊性低密度病变（→），边缘可见花边样改变，其内可见粗大分隔，分隔轻微强化

10. 胰腺实性疾病的鉴别诊断

	肿块型胰腺炎 （图 6-1-47）	胰腺癌 （图 6-1-48）	胰岛细胞瘤 （图 6-1-49）
临床特点	可合并假性囊肿	40～80 岁多见,出现症状时多数为晚期	胰岛素瘤最常见,40～60 岁多见,表现为低血糖
好发部位	胰头	胰头	胰体、尾部
病灶形态	胰头增大,边缘光滑,无分叶	类圆形肿块、有分叶,远端胰腺萎缩	单发或多发类圆形,直径为 1～5cm
出血、坏死、钙化	内可见斑片状、条状钙化	大于 5cm 者常坏死	较大者可合并出血、坏死,少数可见线状或结节状钙化
胰管扩张	无	有	少见
CT 特征	密度不均,轮廓模糊,胰周积液及肾筋膜增厚	等密度或稍低密度肿块影,内见不规则低密度液化坏死	低于或等于胰腺密度
强化特点	强化趋势与正常胰腺实质相似	动脉期强化程度低于胰腺实质或周围轻度强化	动脉期明显均匀强化或环形强化,高于胰腺实质

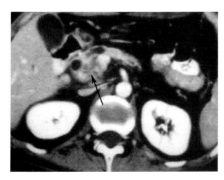

(A) 增强一

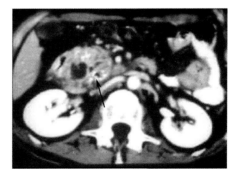

(B) 增强二

图 6-1-47　肿块型胰腺炎

胰头部膨大,其内可见低密度肿块影（→）,胰体、尾部萎缩,增强扫描
呈弱强化,其内散在斑点状钙化灶,胆总管明显扩张

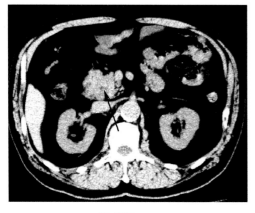 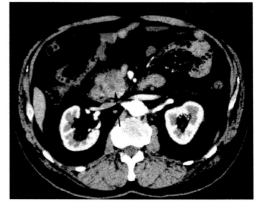

(A) 平扫　　　　　　　　　　　图 6-1-48　胰腺癌　　　　　　　　　(B) 增强

（A）显示胰腺钩突部增大，可见等密度肿块影（→），内见斑点状低密度液化坏死区；

（B）显示增强扫描不均匀强化，但强化程度较弱（→）

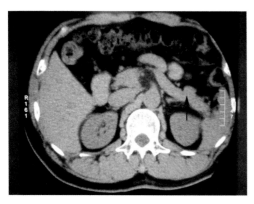

(A) 平扫　　　　　　　　　　　图 6-1-49　胰岛细胞瘤　　　　　　　　(B) 增强

（A）显示胰腺尾部等密度结节影（→），突出于胰腺实质外；

（B）显示增强扫描动脉期明显均匀强化，高于胰腺实质（→）

11. 胰腺囊性疾病的鉴别诊断

	假性囊肿 （图 6-1-50）	真性囊肿 （图 6-1-51）	浆液性 囊腺瘤 （图 6-1-52）	黏液性 囊腺瘤 （图 6-1-53）	黏液性 囊腺癌 （图 6-1-54）	导管内乳 头状黏液 性肿瘤 （图 6-1-55）
临床 特点	常有胰腺炎 病史	多无症状，先 天性多见	中年人多见	中年女性多见	中年女性多见	多有胰腺 炎反复发作 病史
好发 部位	2/3 位于胰 腺内	任何部位	体、尾部	体、尾部	体、尾部	主胰管及 主要分支

	假性囊肿 （图 6-1-50）	真性囊肿 （图 6-1-51）	浆液性 囊腺瘤 （图 6-1-52）	黏液性 囊腺瘤 （图 6-1-53）	黏液性 囊腺癌 （图 6-1-54）	导管内乳 头状黏液 性肿瘤 （图 6-1-55）
病灶形态、大小	单房孤立性或多房蜂窝状，直径数毫米至20cm不等，囊壁厚薄不均	类圆形，壁薄，无分隔，边界光滑，多数体积较小，先天性囊肿常见多发	单房、多房或分叶状，囊腔直径多＜2cm，壁薄，直径 2～25cm，33％中央可见瘢痕	单房或多房囊性，囊腔直径多＞2cm，实性部分较少，囊壁及间隔较规则，直径 2～20cm	分叶状囊实性肿块，实性部分较多，囊壁及间隔不规则增厚，边界不清	主胰管弥漫囊状扩张或胰头钩突部多房囊性肿块，内可见壁结节和黏液栓
出血	可有	无	无	可有	可有	无
钙化	囊壁可钙化	无	放射状钙化	不定形钙化	不定形钙化	无
胰管扩张	可有	潴留型合并远端胰管扩张	无	无	无	主胰管或分支均可扩张
CT密度	低密度，出血或感染时密度增高	水样低密度	类圆形或多发小囊状低密度	分叶状不均匀低密度或稍低密度	不均匀混杂密度，以低密度为主	多发低密度囊性病变
强化特点	囊壁有程度不等的强化	无强化	实质部分和间隔强化，中心瘢痕延迟强化	实质部分、囊壁、间隔明显强化	实质部分、囊壁、间隔明显强化	壁结节强化
备注	—	—	—	—	—	ERCP 为金标准

注：ERCP—内镜逆行胰胆管造影。

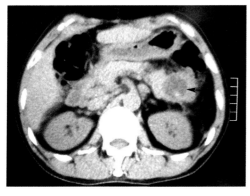 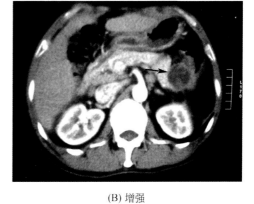

(A) 平扫   (B) 增强

图 6-1-50　假性囊肿

（A）显示胰尾部囊性低密度灶（→），可见分隔影，边界模糊，胰管轻度扩张；

（B）显示增强扫描未见强化（→）

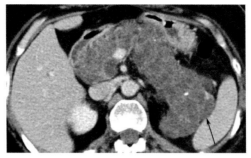

图 6-1-51 真性囊肿

CT 增强扫描显示胰腺体积膨大，其内可见多囊性低密度灶（→），边界不清，增强扫描未见强化

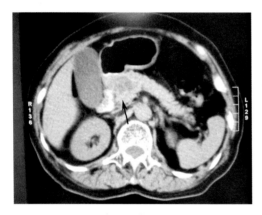

(A) 平扫

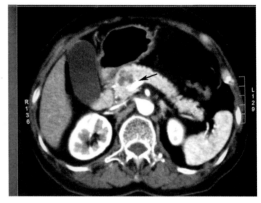

(B) 增强

图 6-1-52 浆液性囊腺瘤

（A）显示胰头部可见类圆形囊状低密度灶（→），边界模糊，
其内可见间隔，囊腔直径＜2cm，壁薄；（B）增强
扫描实质部分和间隔强化（→）

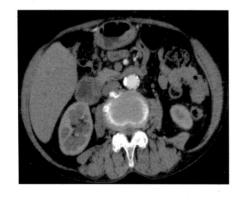

图 6-1-53 黏液性囊腺瘤

CT 增强扫描胰头部可见多房囊性低密度灶，
实性部分较少，囊壁及间隔较厚，增强
扫描实质部分、囊壁、间隔明显强化

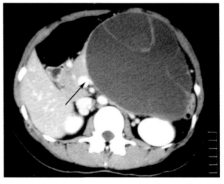

图 6-1-54 黏液性囊腺癌

CT 增强扫描显示腹腔内胰腺区巨大囊性
低密度灶（→），囊壁及间隔不规则
增厚，增强扫描实质部分、
囊壁、间隔明显强化

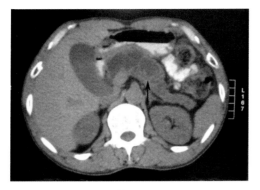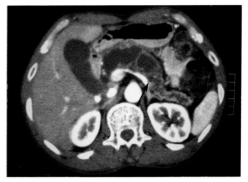

(A) 平扫   (B) 增强

图 6-1-55　导管内乳头状黏液性肿瘤

（A）显示主胰管弥漫囊状扩张（→），内可见壁结节、纤维间隔影；
（B）显示增强扫描囊壁及壁结节明显强化（→）

12. 胃疾病的鉴别诊断

	胃癌 （图 6-1-56）	胃平滑肌瘤 （图 6-1-57）	间质瘤 （图 6-1-58）	淋巴瘤 （图 6-1-59）
好发 年龄	中老年	中年以上	中年人	40～50 岁
好发 部位	胃窦部小弯侧	胃窦部、胃体部	胃体部	胃壁大部分
病灶 形态、 大小	胃壁局限性或弥漫性增厚、局部肿块形成、边界不清	类圆形，直径多在5cm以下，胃内型和胃壁型多见，边缘清楚	类圆形、不规则分叶状，胃外型较多，边界欠清	胃壁不规则增厚，最厚处大于1cm，范围较广，向黏膜下浸润
出血、 坏死	均常见	均可见	均常见	可坏死
CT 特征	不规则软组织密度肿块，内常伴不规则低密度液化坏死	胃壁局部增厚或软组织密度肿块，密度多较均匀	圆形或类圆形低密度肿块，密度多不均匀；恶性者肿块不规则	胃壁局限性或弥漫性增厚，密度较均匀
强化 特点	明显强化，强化峰值时间早于正常胃壁	不均匀强化	动脉期中度不均匀强化，静脉期强化程度增加	轻至中度强化
备注	胃镜	胃镜	与平滑肌瘤鉴别困难	胃镜

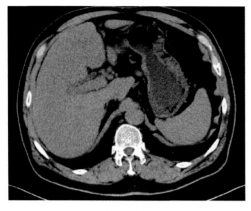
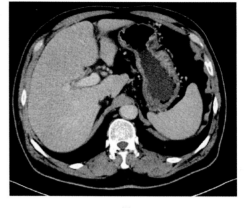

(A) 平扫   (B) 增强

图 6-1-56　胃癌

（A）显示胃体部小弯侧局部胃壁稍厚，层次模糊，表面略凹陷；（B）显示增强扫描胃体部
小弯侧局部胃壁动脉期明显强化，内表面黏膜线不连续，其余各层延迟强化

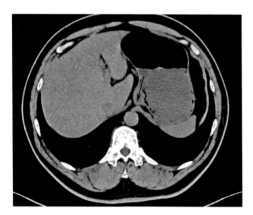
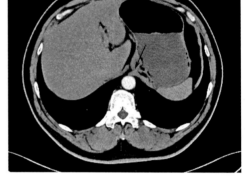

(A) 轴位平扫   (B) 轴位增强

图 6-1-57　胃平滑肌瘤

（A）胃贲门部小弯侧胃壁结节样增厚，与正常胃壁分界较清，
浆膜面光滑；（B）增强扫描可见轻度强化（→）

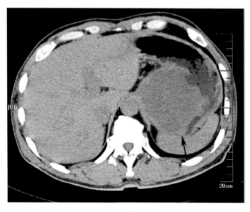
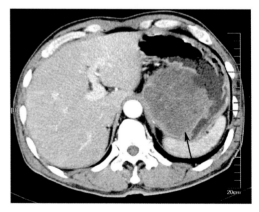

(A) 平扫   (B) 增强

图 6-1-58　间变性间质瘤

（A）显示胃小弯侧腹腔内巨大占位（→），大小为 8.3cm×9.3cm，内部密度不均匀，局部胃
小弯侧胃壁与其粘连、破坏；（B）显示增强扫描胃小弯侧局部胃壁缺失凹陷，黏膜中断破坏（→）

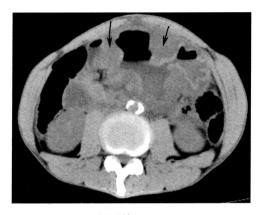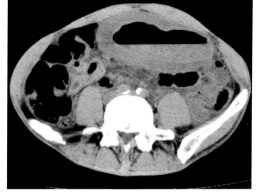

(A) 平扫一　　　　　　　　　　　　　　(B) 平扫二

图 6-1-59　淋巴瘤

胃体及胃窦部胃壁弥漫性增厚（→），向腔内突出，表面凹凸不平，

黏膜下层密度较低。病理证实为胃霍奇金淋巴瘤

13. 肠道疾病的鉴别诊断

	肠结核 （图 6-1-60）	克罗恩病 （图 6-1-61）	肠炎 （图 6-1-62）	结肠癌 （图 6-1-63）	淋巴瘤 （图 6-1-64）	类癌 （图 6-1-65）
临床特点	40 岁以下多见，发热、盗汗、结核菌素试验阳性	青壮年好发，腹痛、腹泻为常见症状	20～40 岁多见，以溃疡性结肠炎多见	50 岁以上多见，有肠梗阻症状	起源于小肠，多见于青壮年，结肠淋巴瘤多见于中老年	任何年龄均可发病，可伴类癌综合征
好发部位	回盲部	回肠末端，累及结肠	左半结肠	近段小肠、直肠、乙状结肠	盲肠、回肠远端	盲肠、右侧结肠
CT特征	肠壁轻、中度增厚，呈向心性或偏心性，内偶可见低密度坏死，腔内可见大小不等结节状隆起，肠管缩短	肠壁局限性增厚，伴或不伴肠腔狭窄，多位于系膜侧，呈"节段性"表现，肠管周围蜂窝织炎	肠壁局限性增厚，伴或不伴肠腔狭窄，呈"连续性"，肠管周围可见渗出样改变	多单发，肠壁不规则增厚，呈圆形或椭圆形，管腔明显狭窄，周围或盆腔、腹腔淋巴结肿大	肠管增厚或软组织肿块，较大者可达 7～12cm，管腔无明显狭窄或管腔狭窄与扩张相间	突向腔内的软组织肿块，少数表现为肠壁增厚，肿块边缘可见放射状毛刺，侵犯肠系膜，引起肠襻呈轮辐状
肠造影时溃疡形态	横行、环行、星芒状	纵行或裂隙样	多发浅而小	大而不规则	大溃疡	可发生
强化特点	不同程度强化，活动期强化明显	急性期分层强化，慢性期轻度强化	急性期肠壁强化较明显	早期肠壁异常强化，晚期明显不均匀强化	轻中度均匀强化，偶尔明显强化	较均匀强化

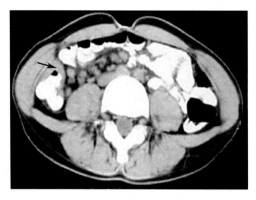 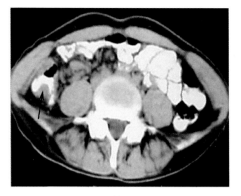

(A) 平扫一   (B) 平扫二

图 6-1-60 肠结核

盲肠肠壁增厚，肠腔稍狭窄（→），结肠系膜内散在淋巴结

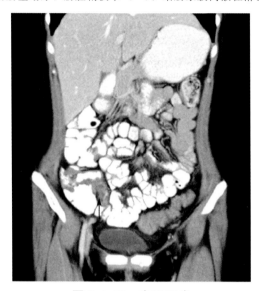

图 6-1-61 克罗恩病

CT 增强扫描显示回肠末端肠壁局限性增厚，局部肠腔狭窄，累及结肠（→）

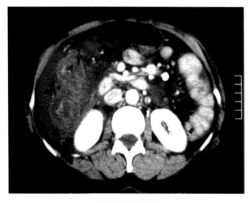 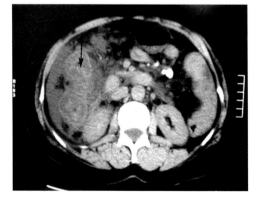

(A) 增强动脉期   (B) 增强实质期

图 6-1-62 肠炎

回肠末端肠壁局限性增厚、密度减低，局部肠腔狭窄，肠管周围可见
渗出样改变，增强扫描肠壁条带状强化（→）

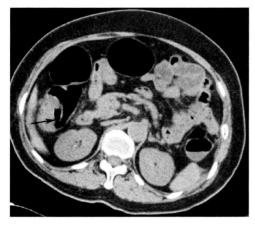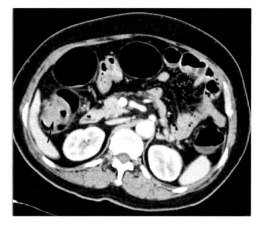

(A) 平扫   (B) 增强

图 6-1-63 结肠癌 BorrmannI 型

（A）显示结肠肝曲突向腔内的肿块（→），表面不光滑；（B）显示增强扫描动脉期肿块明显强化（→）

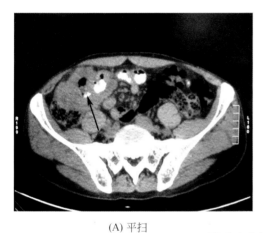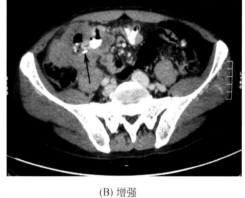

(A) 平扫   (B) 增强

图 6-1-64 淋巴瘤

（A）显示右下腹部小肠肠管弥漫性增厚及软组织肿块影（→），边界不清，管腔狭窄与扩张相间；
（B）显示增强扫描其内轻微强化（→）

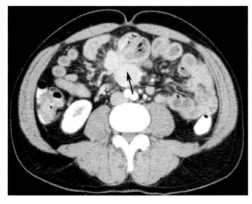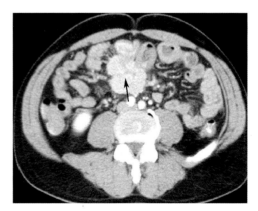

(A) 增强一   (B) 增强二

图 6-1-65 小肠类癌

小肠肠壁可见突向腔内的软组织肿块影（→），肿块边缘可见放射状毛刺，侵犯肠系膜，引起肠袢呈轮辐状

14. 腹膜疾病的鉴别诊断

	间皮瘤 (图 6-1-66)	转移瘤 (图 6-1-67)	假黏液瘤 (图 6-1-68)	腹腔脓肿 (图 6-1-69)	结核性腹膜炎 (图 6-1-70)	腹膜炎 (图 6-1-71)
临床特点	与石棉接触史有关,恶性者多见于 60～70 岁	多来源于卵巢、消化道的肿瘤,40 岁以上多见	常来源于阑尾和卵巢	常有腹膜炎、手术病史	可伴有肠结核,女性多见,多见于 20～40 岁	多继发于胃肠、胆囊穿孔或术后,症状明显
好发部位	腹膜浆膜,可累及网膜、肠系膜	沿腹膜浆膜转移至网膜、肠系膜	邻近脏器和肠管表面	膈下、盆腔、肠曲或肠系膜间	腹膜、大网膜、肠系膜淋巴结	腹膜,可累及网膜
坏死、囊变	少见	卵巢癌转移可为囊性	本身为囊性	常见	形成结核性脓肿时可见	形成脓肿时可见
CT表现	腹膜弥漫增厚或局部肿块,可包绕脏器;网膜呈饼状增厚;肠系膜星芒状增厚,可伴腹水	多发小结节样或弥漫性腹膜增厚,网膜可呈饼状,70％的病例合并腹水	分叶状、多分隔地包裹积液,慢性者可见点状钙化,可使脏器浆膜表面呈扇形扭曲	早期团块状,边界模糊,后期中心液化,呈厚壁空洞,边界清楚,内可见气体影	腹膜轻度增厚,大网膜呈污垢状、饼状或结节状,腹水,常合并胸腔积液	腹膜增厚、粘连,一般结节状增厚少见,可有腹腔渗液或少量腹水,肠管扩张
强化特点	增厚腹膜及结节有强化	强化明显	强化不明显	环形强化	淋巴结核呈环形强化	可强化

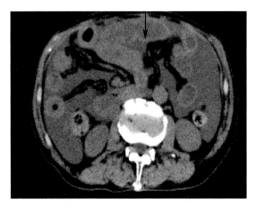

(A) 平扫一

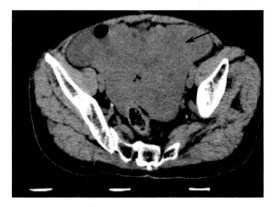

(B) 平扫二

图 6-1-66 间皮瘤

腹膜弥漫增厚,包绕肠管;小网膜呈饼状增厚 (→);

肠系膜呈星芒状增厚,可见腹水

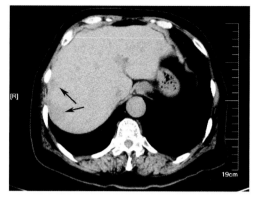
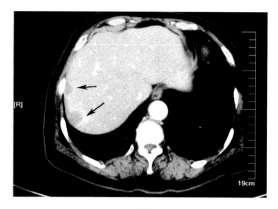

(A) 平扫　　　　　　　　　　　　　　图 6-1-67　转移瘤　　　　　　　　　　　　　(B) 增强

（A）显示肝脏右叶被膜下多发模糊低密度结节（→）；（B）显示增强扫描被膜下多发病变可见边缘轻度强化（→）

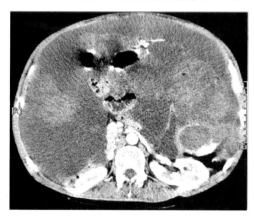

(A) 平扫　　　　　　　　　　　　　　图 6-1-68　假黏液瘤　　　　　　　　　　　　　(B) 增强

（A）显示中上腹、肝脾周间隙可见多房囊性病灶，侵及肝脾，其内可见多发囊性病变，肝脾周围及
下腹可见大量积液，肝外胆道及胆囊与腹腔囊性病变分界不清，胰腺、双肾受压向后移位；
（B）显示肝脾周围及内部囊性病灶未见强化，可见分隔轻度强化（→），邻近腹膜增厚

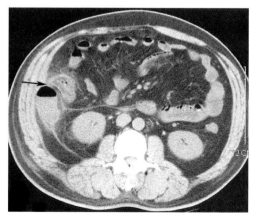
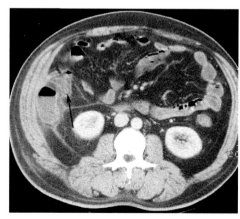

(A) 平扫　　　　　　　　　　　　　　图 6-1-69　腹腔脓肿　　　　　　　　　　　　　(B) 增强

（A）显示右腹腔局限包裹积液（→），位于右肾前旁间隙，其内液体密度较高，且可见气-液平面，
邻近腹膜，包括肾前筋膜、肾后筋膜、侧锥筋膜增厚；邻近脂肪内网状、片絮状密度升高；
（B）显示囊壁及邻近增厚筋膜明显强化（→）

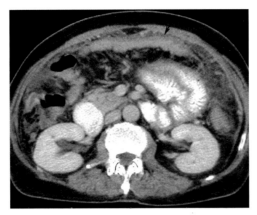

图 6-1-70 结核性腹膜炎

CT 增强扫描显示腹膜增厚，大网膜呈饼状（→），密度增高、模糊，邻近小肠肠壁增厚

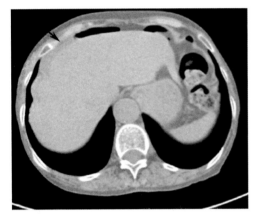

(A) 平扫

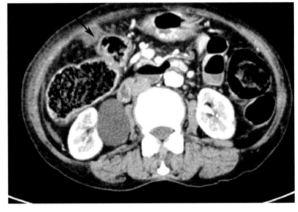

(B) 增强

图 6-1-71 腹膜炎

腹痛 10h，消化道穿孔来诊。（A）显示肝脏表面少量游离气体和液体影，腹腔内脂肪间隙模糊，右侧腹膜增厚，腹壁增厚，层次模糊（→）；（B）显示增强扫描右侧增厚腹膜和腹壁明显强化（→）

15. 腹膜后间隙常见单发肿瘤的鉴别诊断

	脂肪肉瘤 （图 6-1-72）	平滑肌肉瘤 （图 6-1-73）	神经源性肿瘤 （图 6-1-74）	神经母细胞瘤 （图 6-1-75）	畸胎瘤 （图 6-1-76）	横纹肌肉瘤 （图 6-1-77）
好发年龄	男性多见，60～70 岁	中青年女性多见	中青年多见	5 岁以下多见	任何年龄均可	儿童常见
好发部位	腹膜后	腹膜后	沿神经走行	肾上腺	腹膜后	腹膜后
病灶形态、大小	分叶状，边界不清	巨大，直径一般＞10cm	分叶状、边界多光整	分叶状、不规则肿块	一般直径为5～10cm	巨大类圆形、分叶状
出血、坏死、囊变	可有坏死	坏死常见	坏死常见	可有坏死	可呈囊性	均可
CT 特征	脂肪密度与实质密度混杂肿块	软组织密度肿块，密度多不均匀	软组织密度肿块，密度多不均匀	不均匀软组织密度肿块，多伴钙化	囊性或实性，内见脂肪、钙化密度	不均匀软组织密度肿块

	脂肪肉瘤 （图 6-1-72）	平滑肌肉瘤 （图 6-1-73）	神经源性肿瘤 （图 6-1-74）	神经母细胞瘤 （图 6-1-75）	畸胎瘤 （图 6-1-76）	横纹肌肉瘤 （图 6-1-77）
强化特点	实质部分可强化	明显强化，常不均匀	明显不均匀强化	不均匀强化	实性部分可强化	不均匀强化
备注	良性脂肪瘤无强化	—	—	—	—	—

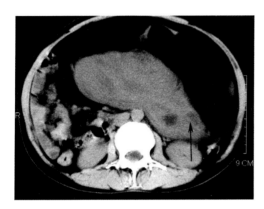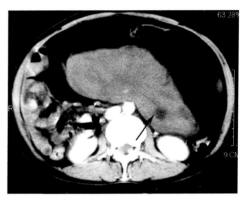

(A) 平扫　　图 6-1-72　脂肪肉瘤　　(B) 增强

（A）显示腹膜后巨大分叶状肿块影（→），其内密度不均，
散在斑点状脂肪密度及实质软组织密度；（B）显示
增强扫描实质部分出现强化

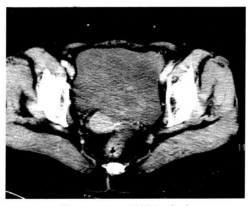

图 6-1-73　平滑肌肉瘤

CT 增强扫描显示腹膜后不规则软组织密度肿块影，
其内密度不均匀，可见间隔影，增强扫描
其内实性部分及间隔明显强化

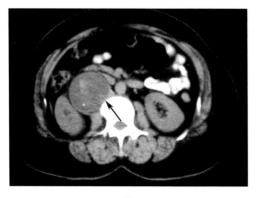
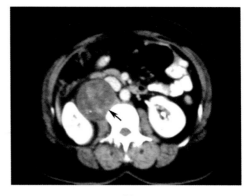

(A) 平扫   (B) 增强

图 6-1-74   神经源性肿瘤

（A）显示腹膜后分叶状肿块影（→），边界光整，密度不均匀；

（B）显示增强扫描明显不均匀强化，其内可见斑片状强化灶（→）

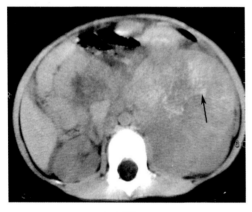

(A) 平扫   (B) 增强

图 6-1-75   神经母细胞瘤

（A）显示左肾上腺区可见巨大分叶状软组织密度肿块影（→），其内散在斑点状钙化灶；

（B）显示增强扫描实质部分明显强化，其内液化坏死区未见强化（→）

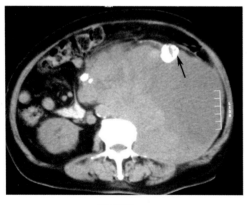
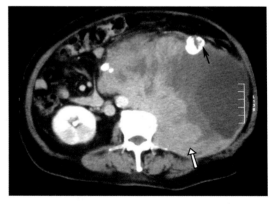

(A) 平扫   (B) 增强

图 6-1-76   畸胎瘤

（A）显示左侧腹膜后巨大实性软组织密度肿块影，跨越中线向右侧生长，其内可见高密度钙化及

骨化影（→）；（B）显示增强扫描实质部分明显强化，其内液化坏死区未见强化（⇨）

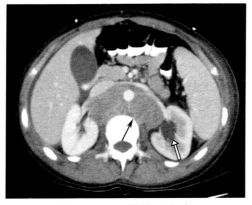

图 6-1-77 横纹肌肉瘤

CT 增强扫描显示腹膜后主动脉旁不规则软组织密度肿块影（→），

增强扫描其内间隔强化，左肾盂扩张、积水（⇨）

16. 腹膜后间隙常见多发疾病的鉴别诊断

	淋巴结结核 （图 6-1-78）	淋巴瘤 （图 6-1-79）	转移瘤 （图 6-1-80）	纤维化 （图 6-1-81）
好发年龄	中年人多见	中年男性	中老年人多见	中年人
好发部位	腹膜后较集中	腹膜后淋巴结	腹主动脉周围	腹主动脉周围
液化坏死	可有	可有	可有	无
CT 表现	多发小类圆形低密度灶,边界清楚	多个圆形、椭圆形、分叶状软组织密度肿块，内可见不规则小低密度区	多发结节状、团块状软组织密度肿块,内可见低密度液化坏死区，肿块直径一般大于 1.5cm	不规则软组织密度肿块,包裹大血管和输尿管
强化特点	环形或多房样强化	强化类型多样化	周边强化	不均匀强化
备注	淋巴结多钙化	多为全身淋巴瘤一部分	有原发灶	—

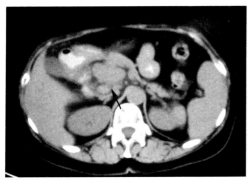
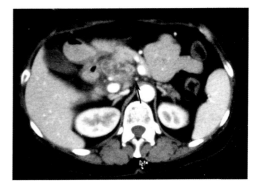

(A) 平扫   (B) 增强

图 6-1-78 淋巴结结核

（A）显示腹膜后类圆形稍低密度灶（→），边界清楚；（B）显示增强扫描呈多发环形强化（→）

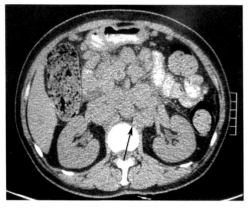
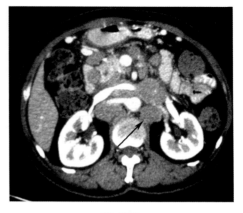

(A) 平扫   (B) 增强

图 6-1-79　淋巴瘤

（A）显示腹膜后多发圆形、椭圆形、分叶状软组织密度肿块影（→），部分融合成团；
（B）显示增强扫描轻微强化（→）

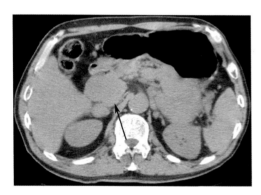
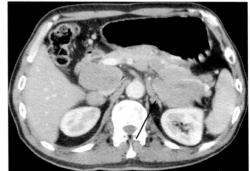

(A) 平扫   (B) 增强

图 6-1-80　转移瘤

（A）显示胰腺尾部、右侧肾上腺及腔静脉后方不规则软组织肿块影（→），边界较清楚，
主动脉旁亦见多个肿大淋巴结影；（B）显示增强扫描病变轻度强化（→）

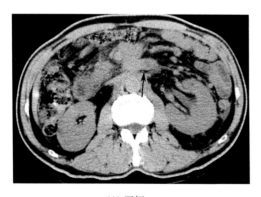
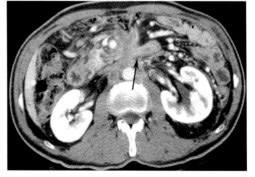

(A) 平扫   (B) 增强

图 6-1-81　纤维化

（A）显示腹膜后包绕腹主动脉的不规则软组织密度影（→），边界较清楚，
肠系膜血管前移；（B）显示增强扫描病变不均匀强化（→）

二、泌尿系统疾病的鉴别诊断

1. 肾脏囊性病变的鉴别诊断

	肾囊肿 （图 6-2-1）	多囊肾 （图 6-2-2）	复合性囊肿 （图 6-2-3）	囊性肾癌 （图 6-2-4）	多房囊性肾瘤 （图 6-2-5）	海绵肾 （图 6-2-6）
临床特点	一般无症状	30 岁以后症状出现，腹痛、血尿	一般无症状	中老年男性多见，无明显症状或体征	多见于 4 岁以下男童及 40 岁以上女性	先天性病变，一般无症状
病灶形态	肾增大不明显，囊肿单发或多发、类圆形、边界清楚	双肾受累，肾实质内多发、大小不等类圆形囊肿，边界清楚，集合系统受压	类圆形、边界清楚、囊壁厚，囊肿内可见分隔，囊肿内合并出血、感染、钙化	单房或多房囊性包块，边界模糊，囊壁及间隔不规则增厚，可见壁结节	边缘光整、圆形或椭圆形，内可见粗细不等分隔，无附壁结节	集合管远端柱状、小囊状扩张，直径 1～6mm，内可见钙盐沉积
CT特征	水样低密度，合并出血时呈高密度	多发囊状水样低密度，合并出血时呈高密度	高密度或混杂密度	囊性部分呈低密度，分隔及壁结节呈等密度，可见钙化	多发低密度囊腔和分隔	肾乳头区多发、簇状钙化，髓质内多发小囊样低密度区
强化特点	无强化	囊壁可轻度强化	囊壁可强化，囊内无强化	囊壁及实性部分中重度强化	囊壁和分隔轻度强化	无强化
备注	—	常合并胰、肝、脾囊肿	—	—	—	—

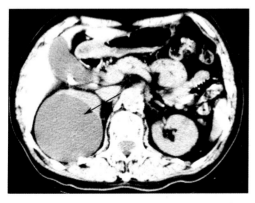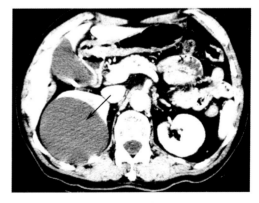

(A) 平扫　　　　　　　　　　　　　　　　　(B) 增强

图 6-2-1　肾囊肿

（A）显示右肾中上极后部一类圆形低密度灶（→），边缘光滑锐利，
大小约 8.4cm×7.4cm，病灶向前方压迫右侧肾盏、肾盂
并推挤右肾前移；（B）显示增强扫描右肾中、上极病灶
各期均未见强化（→）

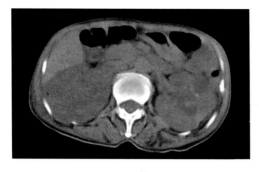
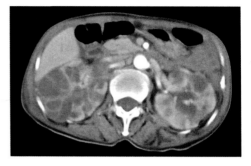

(A) 平扫　　　　　　　　　　　　　　　　(B) 增强

图 6-2-2　多囊肾

平扫双肾弥漫分布大小不等的囊肿，增强囊肿不强化

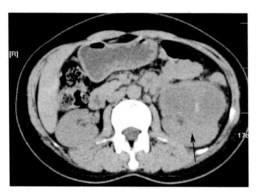
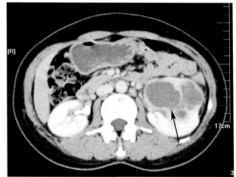

(A) 平扫　　　　　　　　　　　　　　　　(B) 增强

图 6-2-3　复合性囊肿

（A）显示左肾囊性占位（→），内部密度不均，见分隔和囊壁点状钙化；（B）显示增强扫描左肾囊性占位囊壁较厚且明显强化（→），囊性成分未见强化。病理证实为左肾囊肿伴炎症

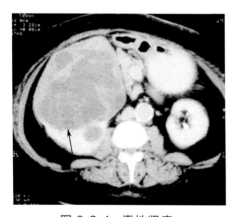
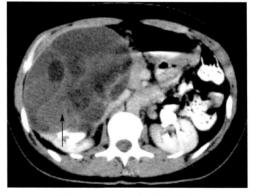

图 6-2-4　囊性肾癌

CT 增强扫描显示右肾轮廓明显增大，
肾实质内可见多房囊性包块（→），
边界模糊，囊壁及间隔不规则
增厚，囊壁及实性部分明显强化

图 6-2-5　多房囊性肾瘤

CT 增强扫描显示右肾实质内巨大
椭圆形低密度灶（→），边缘光整，
内可见粗细不等分隔及多发低
密度囊腔，囊壁和分隔轻度强化

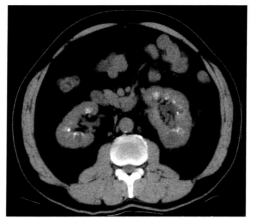

图 6-2-6　髓质海绵肾

CT 平扫显示沿肾乳头及锥体分布的多发、簇状高密度钙化影，
可显示少数集合管扩张的小囊样低密度区

2. 肾脏感染性疾病的鉴别诊断

	肾脓肿 （图 6-2-7）	肾结核 （图 6-2-8）	急性肾盂肾炎 （图 6-2-9）	慢性肾盂肾炎 （图 6-2-10）	气肿性 肾盂肾炎 （图 6-2-11）	黄色肉芽肿性 肾盂肾炎 （图 6-2-12）
临床特点	肾区疼痛、体温升高、白细胞升高	成年男性多见，低热、盗汗、血尿症状	15～40 岁多见，发热、肾区疼痛	青少年多见，一般无临床表现	多见于糖尿病患者，与急性肾盂肾炎表现相似	尿路反复感染所致，腹痛、低热、尿路结石，单侧多见
CT表现	肾体积增大，单发或多发类圆形病变，脓腔内可见气-液平面，脓肿壁厚，边界模糊，肾筋膜增厚	肾盏扩张、肾实质空洞及瘢痕形成，可见多发囊状低密度区，边缘模糊，终末期形成"肾自截"	肾体积增大，肾实质增厚，内可见多发或单发、楔形或圆形低密度区，尖端指向肾门	肾体积缩小，轮廓凹凸不平，肾实质不规则变薄，肾窦脂肪密度区扩大，集合系统扩张	肾脏体积增大，肾实质、肾周积气，内可见放射条纹状、网格状或气泡样，泌尿系统内可见积气	肾脏体积增大，肾盂、肾盏内可见结石，肾实质内可见多发含脂肪成分低密度灶或空洞；肾周筋膜增厚
强化特点	早期脓肿壁可强化	环壁均匀强化	肾实质强化减弱、密度不均	肾实质不均匀强化	不均匀强化	空洞壁或低密度区周边强化

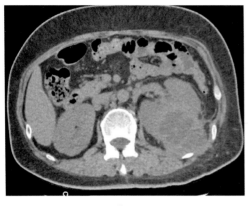
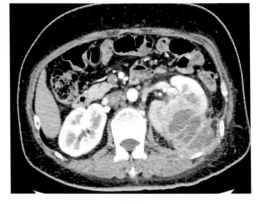

(A) 平扫   (B) 增强

图 6-2-7 肾脓肿

（A）平扫左肾体积明显增大，其中部后方可见囊实性肿块影，肿块密度不均匀，内可见低密度灶，有分隔，
周围见多发索条影。（B）增强扫描肿物不均匀强化，邻近肾实质局部强化减低

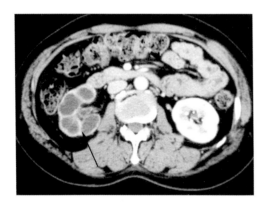
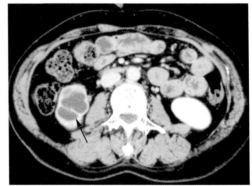

(A) 增强一   (B) 增强二

图 6-2-8 右肾结核

肾盏扩张呈多囊状改变（→），肾盂狭窄，壁增厚，输尿管壁增厚，增强扫描灌注减低

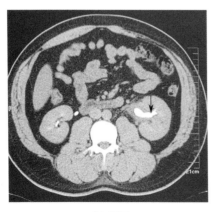
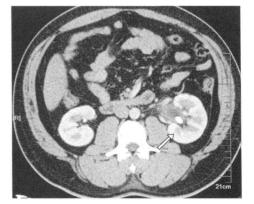

(A) 平扫   (B) 增强

图 6-2-9 急性肾盂肾炎

（A）显示左肾体积增大，肾盂内可见高密度结节（→），肾盂增宽，
壁增厚，边缘毛糙；（B）显示增厚左肾盂壁轻度强化（⇨）

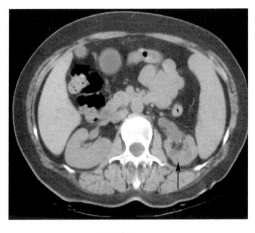

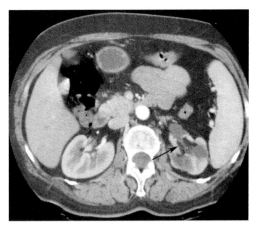

(A) 平扫   (B) 增强

图 6-2-10　慢性肾盂肾炎

（A）显示左肾体积缩小，肾实质不均匀变薄，轮廓不整，肾盂肾盏轻度扩张，肾盂部分位于肾轮廓外（→）；
（B）显示增强扫描左肾皮质不均匀萎缩变薄（→）

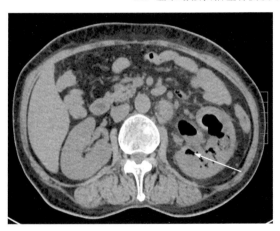

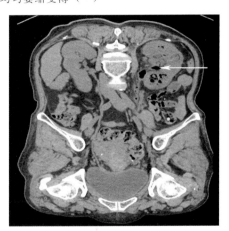

(A) 平扫   (B) 冠状位重建

图 6-2-11　气肿性肾盂肾炎

左肾体积增大，左肾及左侧输尿管起始段见多发气体影（→），肾实质分界欠清，
肾周见渗出索条影，呈急性肾盂肾炎表现

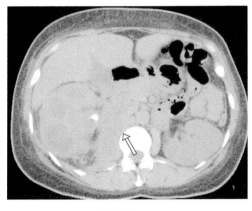

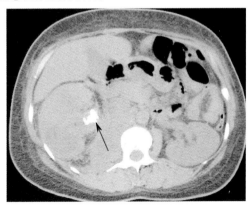

(A) 平扫一   (B) 平扫二

图 6-2-12　黄色肉芽肿性肾盂肾炎

右肾脏体积增大，肾盂内可见高密度结石影（→），肾实质内可见多发低密度灶
及模糊空洞影；邻近肾周筋膜增厚，右侧腰大肌脓肿形成（⇨）

3. 肾脏肿瘤的鉴别诊断

	错构瘤 （图 6-2-13）	肾细胞癌 （图 6-2-14）	肾腺瘤 （图 6-2-15）	肾母细胞瘤 （图 6-2-16）	淋巴瘤 （图 6-2-17）	转移瘤 （图 6-2-18）
临床特点	年轻女性多见，多无症状	50～70 岁多见，肉眼血尿、腹痛、包块	65 岁左右多见，无明显症状	7 岁以下多见，症见腹部肿块、厌食	继发性多见，多无症状	多处于原发肿瘤晚期阶段
好发部位	肾皮质	肾上、下极	肾皮质	肾实质	肾髓质，多双侧	肾实质
病灶形态、大小	类圆形，大者直径可达 20cm	类圆形、分叶状或不规则肿块	圆形，直径多小于 2cm	不规则状	单发或多发结节状	单发或多发肿块
出血、坏死、囊变	少见	多见	少见	常见	少见	少见
CT 特征	密度不均匀，其内可见脂肪密度，其间为条状或网状软组织密度	低密度或等密度肿块，内可见不均匀低密度坏死区	圆形等密度或低密度，可合并瘢痕、出血、坏死、钙化而密度不均	实性或囊实性肿块，密度略低于肾实质，边界清楚	等密度或低密度单发或多发肿块；肾脏增大，皮髓质分界不清	等密度或低密度肿块，合并出血时，表现为高密度
强化特点	血管及平滑肌成分强化	明显均匀或不均匀强化	无强化或轻度强化	不均匀强化	轻度强化	轻度强化

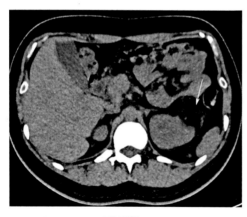

(A) 平扫

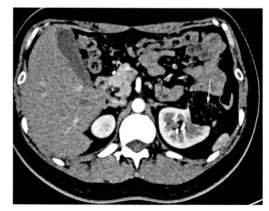

(B) 增强

图 6-2-13　肾血管平滑肌脂肪瘤（错构瘤）

（A）平扫左肾前上段可见脂肪密度肿块影，密度不均匀，内见分隔影、稍高密度小结节影及血管影（→），病变边界尚清晰；（B）增强扫描病变可见不均匀强化，内部可见强化血管影（→）

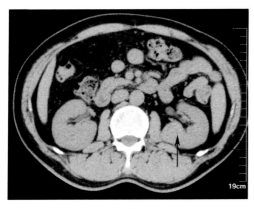
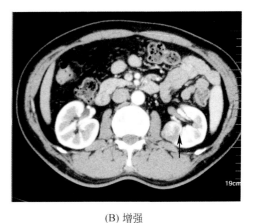

(A) 平扫   (B) 增强

图 6-2-14　肾细胞癌

（A）显示左肾皮质内类圆形等密度影（→），密度不均，突出肾表面，CT 值 40Hu；（B）显示增强扫描病灶动脉期明显强化但不均匀（→），肾周脂肪清晰。病理证实为左肾透明细胞癌（Ⅱ级）

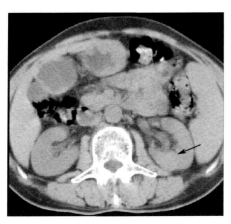
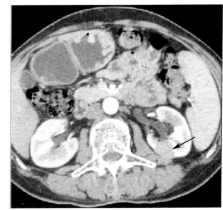

(A) 平扫   (B) 动脉期

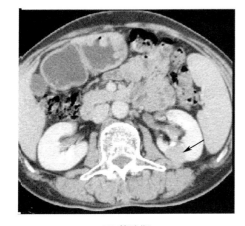
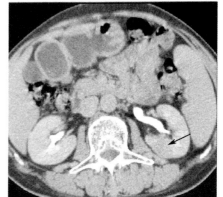

(C) 静脉期   (D) 实质期

图 6-2-15　肾腺瘤

CT 平扫显示左肾实质内稍高密度肿块影（→），密度均匀；增强扫描动脉期、静脉期及实质期轻度均匀强化（→）。病理证实为肾腺瘤，增生活跃

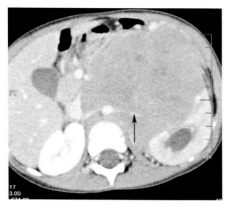
(A) 增强(轴位)

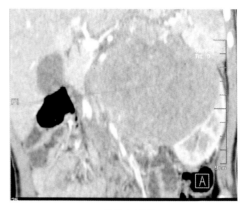
(B) 增强(冠状位)

图 6-2-16　肾母细胞瘤

左肾较大软组织肿块影突出于左肾表面，边界不清，肿块内部密度不均，肿块不均匀强化，向腹膜后延伸，包绕双侧肾动脉，左肾实质灌注程度低于右肾，左肾动脉走行于肿块中（→）

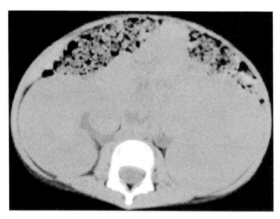
(A) 平扫(轴位)

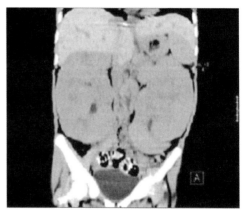
(B) 平扫(冠状位)

图 6-2-17　淋巴瘤

双肾体积弥漫性增大，皮髓质分界不清，密度减低，肾盂、肾盏受压变窄

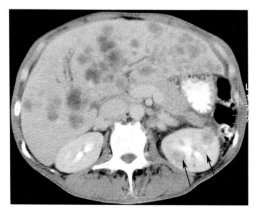

图 6-2-18　转移瘤

CT 增强扫描显示左肾实质内多发弱强化结节（→），边界模糊；该患者肝脏同时可见多发大小不等低密度结节影，边缘强化，呈晕征改变

4. 肾盂区病变的鉴别诊断

	盂旁囊肿 (图 6-2-19)	肾盂癌 (图 6-2-20)	肾盂积水 (图 6-2-21)	肾盂内阴性 结石及血块 (图 6-2-22)
临床特点	50～60 岁常见,腰痛、出血、高血压	40～70 岁常见,无痛性全程血尿	多由梗阻因素造成	多由感染因素引起
好发部位	肾盂旁	肾盂内	肾盂内	肾盂内
病灶形态	多单发,类圆形,边界清楚,与肾盂不相通,肾窦脂肪和肾盂、肾盏受压移位	单发,圆形、分叶状或不规则,较大时可引起梗阻造成肾盂积水	肾盂呈囊状、壶腹形扩张	结石呈鹿角状或结节状,血块呈漂浮状
CT 特征	水样低密度	肾盂内软组织密度	水样低密度	结石呈高密度,血块呈等密度或低密度
强化特点	无强化	轻中度强化	无强化	无强化
备注	—	—	—	超声可帮助诊断

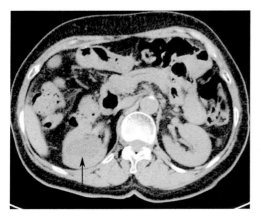
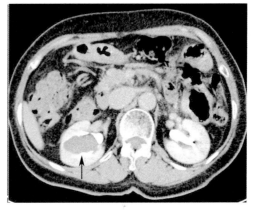

(A) 平扫   (B) 增强

图 6-2-19　盂旁囊肿

(A) 显示右肾盂区域水样低密度单纯性肾囊肿突向肾窦 (→);(B) 显示增强扫描排泄期肾盂肾盏受压 (→)

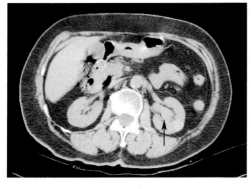
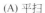
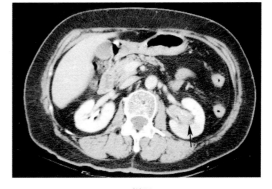

(A) 平扫   (B) 增强

图 6-2-20　肾盂癌

(A) 显示左肾中部肾皮质片状密度增高区,内见软组织密度影伴小点状钙化 (→);(B) 显示增强扫描肿物呈不均轻度强化,强化程度低于肾实质,肾盂腔变窄,左肾中部实质片状高密度区强化程度较其他区域低 (→)

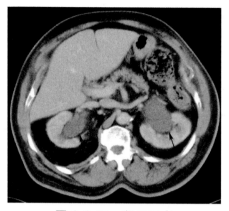

图 6-2-21　肾盂积水

CT 增强扫描显示双侧肾盂呈囊状
及壶腹形扩张，其内可见水样
密度影（→），增强扫描未见强化

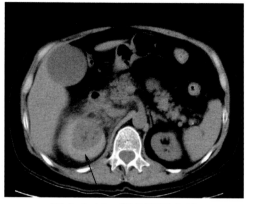

图 6-2-22　肾盂周围血肿

CT 平扫显示右肾盂周围条带状低密度影包绕（→），
其密度与主动脉密度相近，肾周筋膜增厚并
可见条索状软组织密度影，提示合并炎症

5. 肾上腺疾病的鉴别诊断

	肾上腺增生 （图 6-2-23）	肾上腺 皮质腺瘤 （图 6-2-24）	肾上腺 皮质癌 （图 6-2-25）	嗜铬细胞瘤 （图 6-2-26）	神经母 细胞瘤 （图 6-2-27）	转移瘤 （图 6-2-28）	肾上腺 囊肿 （图 6-2-29）	髓脂瘤 （图 6-2-30）
临床 特点	中年女性多见，常有库欣综合征表现	中年女性多见，常见库欣综合征或 Conn 综合征表现	少见，多数有库欣综合征表现	20～40岁多见，常见高血压、头痛、心悸、多汗	3 岁以下多见，常表现为无痛性肿块	多来源于肺癌、乳腺癌	多无症状	临床上一般无症状，50～59 岁多见
实验 室检 查	ACTH升高，少数降低	ACTH多降低	ACTH多降低	尿儿茶酚胺升高 10～100 倍	儿茶酚胺升高	可有肾上腺功能减退症状	阴性	阴性
好发 部位	双侧肾上腺皮质	肾上腺皮质	肾上腺皮质	肾上腺髓质，少许	50%发生在肾上腺	单或双侧，先累及髓质，后皮质	单侧多见	肾上腺
病灶 形态、 大小	双侧肾上腺弥漫性增大，侧支厚度大于10mm，肾上腺外形正常，少数呈结节型增生	类圆形或椭圆形，直径常为2～3cm，边界清楚；残留肾上腺和对侧肾上腺萎缩变小	类圆形、分叶状或不规则形，直径常超过5cm，对侧肾上腺可萎缩，可有淋巴结肿大	圆形或椭圆形，直径常为 3～5cm，甚至 10cm 以上，少数肿块位于腹主动脉旁、后纵隔等	较大，可达 10cm 呈分叶状或不规则形，内可见不规则钙化	常为双侧，肿块呈类圆形、椭圆形或分叶状，直径 1～3cm 多见	类圆形或椭圆形，边界光滑，内可见薄分隔	多为单侧，偶为双侧，类圆形或椭圆形，直径多在10cm 以下，约 20% 有斑点状、壳状钙化

	肾上腺增生（图6-2-23）	肾上腺皮质腺瘤（图6-2-24）	肾上腺皮质癌（图6-2-25）	嗜铬细胞瘤（图6-2-26）	神经母细胞瘤（图6-2-27）	转移瘤（图6-2-28）	肾上腺囊肿（图6-2-29）	髓脂瘤（图6-2-30）
出血、坏死、囊变	无	较大者可有	常伴有	常伴有	常伴有	较大时可伴有	可出血	一般无
CT表现	双侧肾上腺均匀等密度	多单侧，低密度或低于水样密度	多数不均匀密度，可伴钙化	多数不均匀密度，常囊变坏死	多数为混杂密度肿块，少数完全囊性	一般密度均匀，无钙化	均匀水样密度	多为混杂密度,可有分隔,脂肪成分
强化特点	无明显强化	早期轻到中度强化	强化不均匀	实体部分明显强化	不均一强化	中度强化或边缘强化	无强化	软组织部分强化

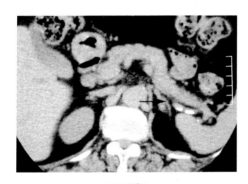
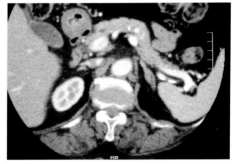

(A) 平扫　　　　　　　　　　　　　　　　　(B) 增强

图 6-2-23　左肾上腺增生

（A）显示左侧肾上腺内侧支弥漫性增大（→），侧支厚度大于10mm，肾上腺外形正常；
（B）显示增强扫描未见强化

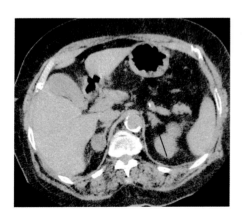
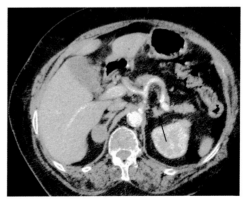

(A) 平扫　　　　　　　　　　　　　　　　　(B) 增强

图 6-2-24　肾上腺皮质腺瘤

（A）显示右肾上腺内侧支椭圆形肿块影（→），CT值6Hu，其内可见脂肪密度，病灶边缘光滑，界限清楚；（B）显示增强扫描病灶轻度均匀强化（→）

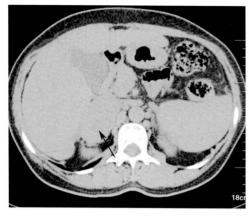

(A) 平扫

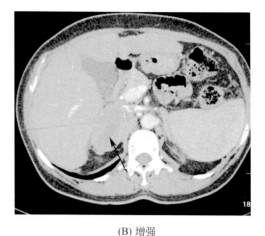

(B) 增强

图 6-2-25　肾上腺皮质癌

（A）显示右肾上腺区椭圆形肿块影（→），内部密度不均匀，平均 CT 值约 30Hu，左侧肾上腺萎缩；
（B）显示增强扫描肿块周围轻度强化，中心坏死部分未见明显强化（→）

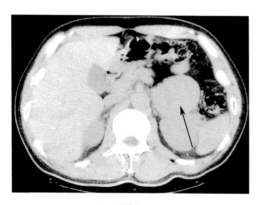

(A) 平扫

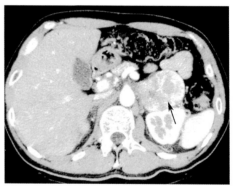

(B) 增强

图 6-2-26　嗜铬细胞瘤

（A）显示左侧肾上腺区可见一类圆形占位（→），CT 值 40Hu，其内密度不均，以等密度为主，
并可见更低密度影；（B）显示增强扫描肿块不均匀强化（→），内可见未强化的液化坏死区

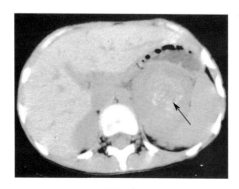

(A) 平扫

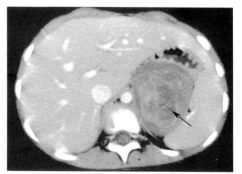

(B) 增强

图 6-2-27　神经母细胞瘤

（A）显示腹膜后左肾上腺区巨大肿块影（→），内部密度不均，可见多个点片状钙化灶，中心部可见坏死，边界清
晰，腹膜后多个肿大淋巴结，部分融合；（B）显示增强扫描病灶内可见点片状及环形强化（→），中心见未强化区

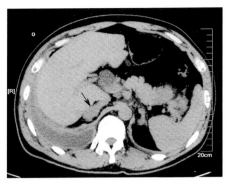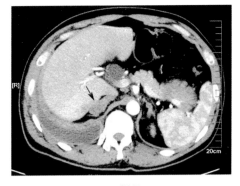

(A) 平扫　　　　　　　　　　　　　　(B) 增强

图 6-2-28　转移瘤

右肺癌术后，右侧胸腔积液。（A）显示双侧肾上腺等密度结节（→）；（B）显示强化程度低于正常肾上腺（→）

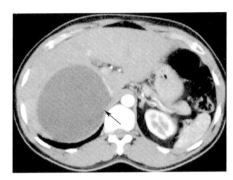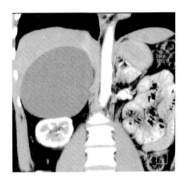

(A) 增强(轴位)　　　　　　　　　　(B) 增强(冠状位)

图 6-2-29　肾上腺囊肿

右肾上腺区类圆形囊性低密度灶（→），边界清晰，密度均匀，右肾上极受压；增强扫描未见强化

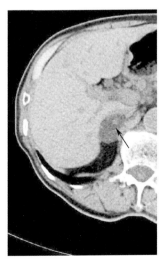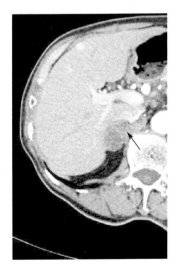

(A) 平扫　　　　　　　　　　　　　　(B) 增强

图 6-2-30　肾上腺髓脂瘤

（A）显示右肾上腺区椭圆形肿物（→），呈混杂密度，较多脂肪成分，其间
很少量软组织密度灶；（B）显示增强扫描肿块的软组织部分有强化（→）

6. 输尿管疾病的鉴别诊断

	输尿管癌(图 6-2-31)	输尿管息肉(图 6-2-32)	输尿管结核(图 6-2-33)
临床特点	50～70 岁多见,血尿、疼痛、肿块	青壮年多见,腰痛、血尿	成人多见
好发部位	下 1/3 段	上 1/3 段	从输尿管下段开始
CT 表现	乳头状癌表现为突入输尿管管腔的肿块影,浸润性癌表现为管壁增厚、管腔狭窄	结节状,输尿管壁无增厚,管壁光滑,管腔无狭窄	输尿管多发扩张与狭窄,可伴钙化
强化特点	明显强化	轻度强化	明显强化

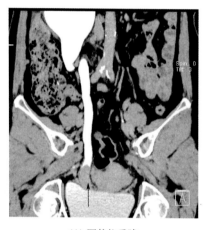 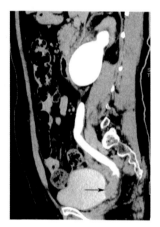

(A) 冠状位重建　　　　　　　　(B) 矢状位重建

图 6-2-31　输尿管癌

排泄期 CT 平扫右侧输尿管下段梗阻,造影剂排空延迟 (→)。病理证实为输尿管移行细胞癌

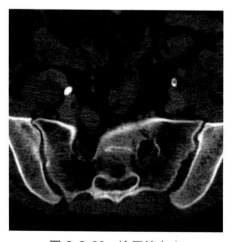

图 6-2-32　输尿管息肉

排泄期 CT 平扫显示左侧输尿管下段管腔内小圆形充盈缺损影 (→)

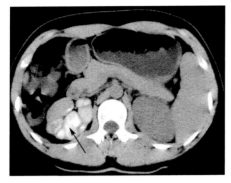
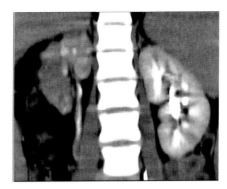

(A) 平扫   (B) 增强扫描 MPR 重建

图 6-2-33　右肾及右输尿管结核

（A）显示右肾相对缩小，边缘不光滑，肾内可见高低混杂密度影，右上段输尿管内见不均匀高密度影（→）；（B）显示右肾未见强化，右输尿管壁增厚，上段腔内可见钙化密度影

7. 膀胱疾病的鉴别诊断

	膀胱癌 （图 6-2-34）	前列腺增生 （图 6-2-35）	慢性炎症 （图 6-2-36）	平滑肌瘤 （图 6-2-37）	血管瘤 （图 6-2-38）
临床特点	50 岁以上多见，无痛性血尿常见	老年男性，常有尿频、排尿困难症状	尿频、尿急、尿痛、全程血尿	青中年女性，通常无临床症状	儿童多见，多无明显症状，可有肉眼血尿
好发部位	膀胱三角区及底部	前列腺	膀胱三角区	膀胱三角区附近的黏膜下	膀胱前壁及顶部
CT 表现	膀胱壁局部增厚，突入膀胱内肿块，呈乳头状、菜花状软组织密度影	膀胱外压性改变，壁不厚，矢状位及冠状位显示良好	膀胱壁可呈扁平状隆起，较弥漫	腔内者表现为软组织密度肿块，呈圆形或卵圆形，边缘光滑	膀胱壁内局灶性、分叶状肿块，也可呈弥漫性病变，可见钙化
强化特点	明显均匀强化	均匀或不均匀斑片状强化	膀胱黏膜层强化连续	明显均匀或不均匀强化	明显持久强化
备注	膀胱肿瘤以移行细胞癌多见	多方位观察利于明确病变位置	—	—	—

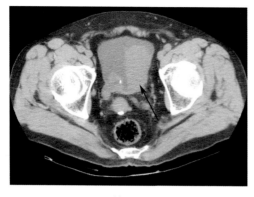 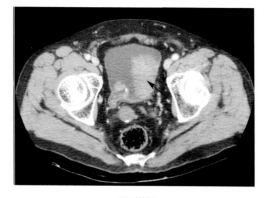

(A) 平扫　　　　　　　　　　　　　　　　　(B) 增强

图 6-2-34　膀胱癌

（A）显示膀胱左侧壁及右输尿管入口处不规则菜花状软组织密度占位（→），后者表面可见点状钙化，肿块与膀胱壁分界不清，向膀胱腔内突出，外缘脂肪模糊；（B）显示增强扫描膀胱及右输尿管肿物呈较均匀明显强化，左侧肿块邻近膀胱壁明显强化（→），右输尿管下端肿物与输尿管入口处肿瘤相连

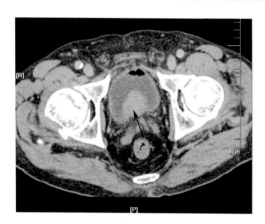 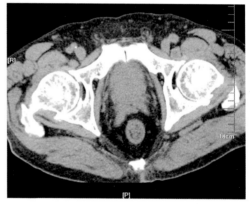

(A) 平扫一　　　　　　　　　　　　　　　　(B) 平扫二

图 6-2-35　前列腺增生

前列腺体积增大，可见多发结节向上突入膀胱（→），膀胱下壁受压

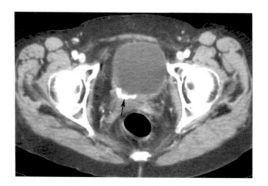

图 6-2-36　慢性炎症

CT平扫显示膀胱右后壁局限性增厚伴钙化（→），右侧骶前间隙轻度增宽

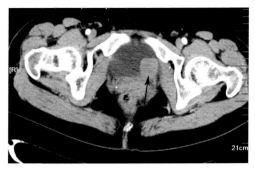
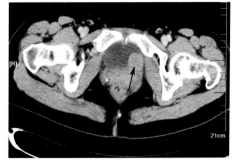

(A) 平扫　　　　　　　　　　　　　　　(B) 增强

图 6-2-37　平滑肌瘤

（A）显示膀胱左后下壁局部增厚，并见肿块样突入膀胱腔内（→），轮廓光滑，边界清晰，密度
均匀，CT 值 32Hu；（B）显示增强扫描病灶可见轻度强化（→），CT 值 43Hu

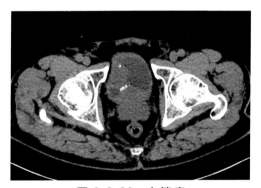

图 6-2-38　血管瘤

CT 平扫显示膀胱顶部分叶状肿块影与膀胱
壁相连，其内可见点状钙化灶

三、生殖系统疾病的鉴别诊断

1. 前列腺疾病的鉴别诊断

	前列腺癌（图 6-3-1）	前列腺增生（图 6-2-35）
临床特点	常见于 60 岁以上老年男性，血清 PSA 升高	50 岁以上男性，血清 PSA 正常
好发部位	前列腺外周带及移行带	前列腺中央带
病灶形态、大小	前列腺不对称增大，常多发，类圆形或不规则形，较大时呈分叶状，内可见液化坏死，前列腺轮廓不规则、边缘模糊，向周围侵犯时，脂肪密度增高，精囊三角变窄或闭塞	前列腺弥漫对称性增大，常向上突出压迫膀胱底部，形成双叶征象，轮廓规整，边缘光滑，其内可见斑点状钙化，精囊三角存在，周围脂肪间隙清楚
强化特点	早期明显均匀强化	均匀或不均匀斑片状强化
备注	超声为首选方法	超声为首选方法

注：PSA—前列腺特异性抗原。

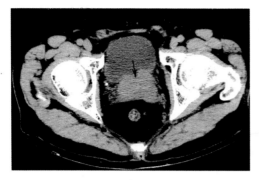
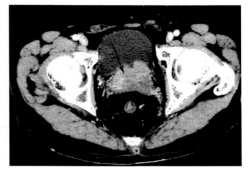

| (A) 平扫 | (B) 增强 |

图 6-3-1 前列腺癌

（A）显示前列腺形态不规则增大，边界不光滑，向上突出超过耻骨联合上缘 2cm 以上，前上部可见不规则增生外突物（→），密度稍高，CT 值 38Hu 左右，周围脂肪间隙模糊，邻近精囊及膀胱受压；
（B）显示增强扫描前列腺强化略不均匀，前上部外突物轻度强化（→），延迟呈较低密度

2. 子宫常见疾病的鉴别诊断

	平滑肌瘤 （图 6-3-2）	子宫内膜癌 （图 6-3-3）	平滑肌肉瘤 （图 6-3-4）	子宫颈癌 （图 6-3-5）
临床特点	35～45 岁多见	55 岁以上多见	50 岁左右多见	50～60 岁
好发部位	子宫肌壁间,浆膜下和黏膜下少见	子宫体部内膜	子宫肌壁间	子宫颈部
病灶形态	子宫体积对称或不对称增大,病灶呈类圆形或分叶状、边界清楚,单发或多发	子宫内膜局灶性或弥漫性增厚,浸润肌层时,结合带完整性中断,突入宫腔呈菜花状、息肉状	病灶较大,呈不规则团块状或分叶状,平均直径大于 10cm,弥漫性生长者边界不清	外生性肿块呈团块状、菜花状,内生性宫颈呈桶状增大,外生性可直接侵犯邻近组织结构
出血、坏死、囊变	少见	多见	多见	多见
CT特征	均匀等密度或低密度肿块,伴有液化坏死、出血或钙化时密度不均	平扫与子宫肌层有相似密度,增强后子内膜呈弥漫性低密度	分叶状不均匀密度肿块影,边缘模糊	宫颈增大,多为等密度,坏死区呈不规则低密度,病灶边缘模糊
强化特点	实质部分显著强化,与肌层强化方式相似	不强化或轻度强化	轻中度强化	轻中度强化,晚期有助于显示周围结构受侵情况
备注	—	刮宫能明确诊断	—	首选 MRI 检查

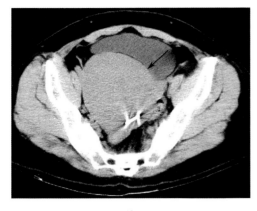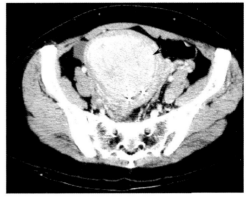

(A) 平扫 (B) 增强

图 6-3-2 平滑肌瘤

（A）显示子宫底壁及前壁增厚，向上突出肿块影（→），与正常子宫界限不清；
（B）显示增强扫描子宫底壁及前壁球形病灶血供丰富，明显强化，不甚
均匀，宫腔受压后移（→）

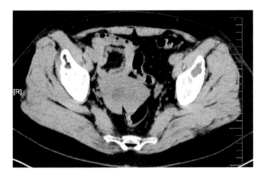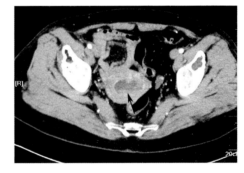

(A) 平扫 (B) 增强

图 6-3-3 子宫内膜癌

（A）显示子宫体积增大，宫腔内可见积液影（→）；
（B）显示增强扫描子宫内膜明显不规则增厚，明显强化（→），子宫左侧壁局部受累

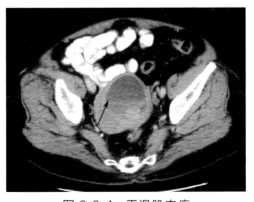

图 6-3-4 平滑肌肉瘤

CT 增强扫描显示子宫肌壁间不规则团块状肿块
影，其内可见液化坏死区及液-液平面（→），
灶内可见出血，增强扫描不均匀强化

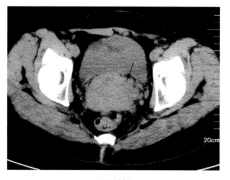
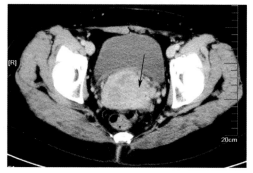

| (A) 平扫 | (B) 增强 |

图 6-3-5　子宫颈癌

（A）显示子宫颈体积明显增大，可见软组织肿块（→），前方推挤膀胱，向下侵犯阴道穹隆部；
（B）显示增强扫描宫颈部病变可见明显不均匀强化（→）。病理证实为宫颈鳞状细胞癌

3. 卵巢常见疾病的鉴别诊断

	卵巢囊肿 （图 6-3-6）	子宫内膜异位 囊肿（图 6-3-7）	畸胎瘤 （图 6-3-8）	浆液性囊腺瘤 （图 6-3-9）	黏液性囊腺瘤 （图 6-3-10）	卵巢癌 （图 6-3-11）
临床 特点	多数囊肿可自然退缩或吸收	好发于 30～45 岁,痛经	好发于育龄妇女	中青年妇女	中青年妇女	囊腺癌最多见,40 岁以上
病灶形态、大小	类圆形、单房或多房,囊壁薄,边界清楚,合并感染时囊壁增厚,囊肿直径很少超过 5cm	圆形、卵圆形或多房囊性低密度肿块,囊壁厚薄不均,边界不清,与邻近肠祥可粘连,较大者直径可达 20cm 以上	囊性、实性或囊实混合性,囊壁可见弧形钙化,病变内可见牙齿、毛发、骨或软骨等组织,囊性者内可见脂-液平面	圆形或椭圆形,双侧单房多见,直径多在 8～12cm 之间,囊壁厚薄较均匀,多在 3mm 以下,壁内可见乳头,不能自行消失	圆形或椭圆形,单侧多房常见,常大房套小房,直径多在 10cm 以上,囊壁厚薄不均,多在 3mm 以上	团块状、分叶状或不规则状,双侧者占50%,囊实性,囊壁和间隔不规则增厚,腹水多见,腹腔及大网膜种植转移多见
出血、坏死、囊变	可出血	常见	少见	少见	可出血	可出血
CT 特征	圆形或类圆形水样均匀低密度影,壁薄光滑,出血时密度增高	常因出血呈混杂密度,边缘不规则,与周围结构粘连	圆形或类圆形肿块,密度不均,可见水样密度、脂肪密度、软组织密度、钙化密度	水样低密度,腔内或外可见乳头状突起或壁局部增厚,少数囊壁可见沙粒样钙化	多房状水样密度,略高于浆液性囊腺瘤,CT 值约为 25Hu	多呈囊实性密度,边缘模糊
强化 特点	壁可强化	壁轻度强化	无强化	囊壁及分隔强化	囊壁及分隔强化	实性部分及乳头强化

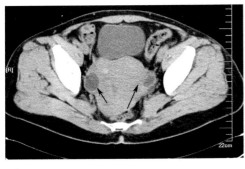
(A) 平扫

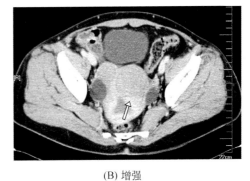
(B) 增强

图 6-3-6　卵巢囊肿

以子宫肌瘤就诊。双侧卵巢非赘生性囊肿。（A）显示子宫前壁软组织密度占位，双侧附件区各见一较大囊性低密度灶（→），边界清晰；（B）显示增强扫描子宫前壁软组织包块强化程度低于子宫（⇨），双侧附件区囊性病变未见强化

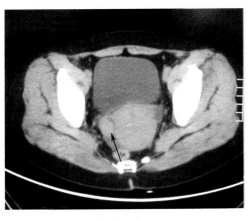
(A) 平扫

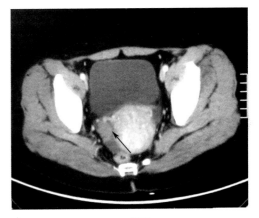
(B) 增强

图 6-3-7　子宫内膜异位囊肿

（A）显示右侧附件区卵圆形高密度肿块（→），边界不清，与邻近肠袢轻度粘连；
（B）显示增强扫描未见明显强化（→）

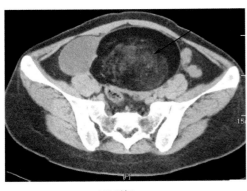

(A) 平扫一

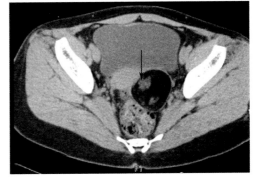
(B) 平扫二

图 6-3-8　畸胎瘤

CT 平扫显示子宫前上方及左后下方两个大小不一以脂肪密度为主的混杂密度病灶（→），大小分别约 11.6cm×8.2cm、5cm×4.4cm，大者右侧边缘囊状低密度灶，CT 值 8Hu，壁光滑

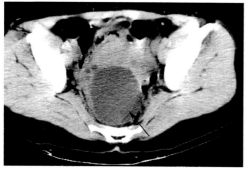
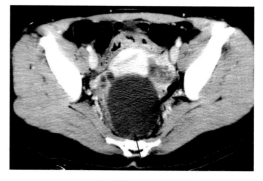

(A) 平扫   (B) 增强

图 6-3-9　浆液性囊腺瘤

（A）显示盆腔后方巨大囊实性占位性病变，以囊性成分为主，囊壁光滑，偏右下方壁厚且可见
少量实质成分，与右侧卵巢关系紧密（→）；（B）显示增强扫描肿物实质成分、囊壁及分隔可见
强化，囊壁光滑，囊内成分未见强化改变（→）

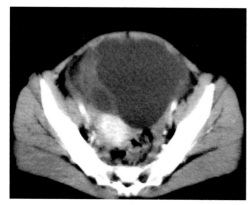
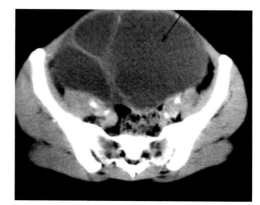

(A) 平扫一   (B) 平扫二

图 6-3-10　黏液性囊腺瘤

子宫前方可见巨大囊实性占位性病变，以囊性成分为主，囊壁较厚，其内散在厚壁间隔影（→），
增强扫描囊壁及间隔轻微强化，囊内成分未见强化改变

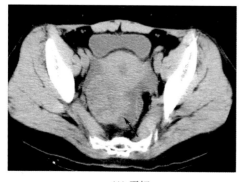
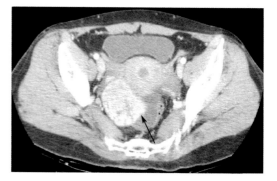

(A) 平扫   (B) 增强

图 6-3-11　卵巢癌

（A）显示右侧附件区不规则软组织肿块影（→），其内密度欠均匀，与子宫分界不清，道格拉斯腔内可见
少量液体密度影；（B）显示增强扫描肿块呈明显不均匀强化（→），强化程度高于子宫

参 考 文 献

［1］ 王书轩，范国光．影像读片从入门到精通系列——CT 读片指南．2 版．北京：化学工业出版社，2013.

［2］ ［美］安腾．国际权威影像鉴别诊断丛书：影像专家鉴别诊断儿科分册．李欣，范国光，主译．北京：人民军医出版社，2012.

［3］ ［美］马纳斯特．国际权威影像鉴别诊断丛书：影像专家鉴别诊断骨关节肌肉分册．程晓光，主译．北京：人民军医出版社，2012.

［4］ ［美］哈恩斯伯格．国际权威影像鉴别诊断丛书：影像专家鉴别诊断头颈部分册．王振常，鲜军舫，主译．北京：人民军医出版社，2012.

［5］ ［美］格尼 S. 国际权威影像鉴别诊断丛书：影像专家鉴别诊断胸部分册．刘士远，董伟华，主译．北京：人民军医出版社，2012.

［6］ ［美］艾森伯格．临床影像鉴别诊断图谱．5 版．王滨，主译．北京：科学出版社，2012.

［7］ 郭启勇．放射诊断学．北京：人民卫生出版社，2014.

［8］ 朱悦，范国光．脊柱外科影像与治疗．北京：人民卫生出版社，2011.

［9］ 王振常．中华临床医学影像学．北京：北京大学医学出版社，2016.